Farbkodierte Duplexsonographie der Karotiden

Farbkodierte Duplexsonographie der Karotiden

Eine Einführung

Majid Zeydabadinejad · Siegfried Moltzahn

Mit Beiträgen von
Thomas Schiele und Rainer Jacksch

51 zumeist farbige Abbildungen
 5 Tabellen

1998
Georg Thieme Verlag
Stuttgart · New York

Dr. med. Majid Zeydabadinejad
Klinik für Kardiologie
Katholische Kliniken Essen-Nord
Akademisches Lehrkrankenhaus
der Gesamthochschule Essen
Von-Bergmann-Straße 2
45141 Essen

Dr. med. Siegfried Moltzahn
Internist, KV-Seminarleiter für Ultraschall
Tütinger Straße 18
49577 Ankum

Dr. med. Thomas Schiele
Klinik für Kardiologie
Katholische Kliniken Essen-Nord
Akademisches Lehrkrankenhaus
der Gesamthochschule Essen
Von-Bergmann-Straße 2
45141 Essen

Dr. med. Rainer Jacksch
Leitender Arzt der Klinik für Kardiologie
Katholische Kliniken Essen-Nord
Akademisches Lehrkrankenhaus
der Gesamthochschule Essen
Von-Bergmann-Straße 2
45141 Essen

*Die Deutsche Bibliothek –
CIP-Einheitsaufnahme*

Zeydabadinejad, Majid:
Farbkodierte Duplexsonographie
der Karotiden : eine Einführung /
Majid Zeydabadinejad ; Siegfried Moltzahn.
Mit Beitr. von Thomas Schiele und
Rainer Jacksch. – Stuttgart ; New York :
Thieme, 1998

© 1998 Georg Thieme Verlag
Rüdigerstraße 14
D-70469 Stuttgart

Printed in Germany

Umschlaggraphik: Majid Zeydabadinejad
Zeichnungen: Cyrus Tahbasian, Münster
Satz: Mihr GmbH, Tübingen (3B2 V.5.20)
Druck: Grammlich, Pliezhausen
Buchbinderei: Held, Rottenburg

ISBN 3-13-105011-X   1 2 3 4 5 6

Wichtiger Hinweis: Wie jede Wissenschaft ist die Medizin ständigen Entwicklungen unterworfen. Forschung und klinische Erfahrung erweitern unsere Erkenntnisse, insbesondere was Behandlung und medikamentöse Therapie anbelangt. Soweit in diesem Werk eine Dosierung oder eine Applikation erwähnt wird, darf der Leser zwar darauf vertrauen, daß Autoren, Herausgeber und Verlag große Sorgfalt darauf verwandt haben, daß diese Angabe dem **Wissensstand bei Fertigstellung des Werkes** entspricht.

Für Angaben über Dosierungsanweisungen und Applikationsformen kann vom Verlag jedoch keine Gewähr übernommen werden. **Jeder Benutzer ist angehalten,** durch sorgfältige Prüfung der Beipackzettel der verwendeten Präparate und gegebenenfalls nach Konsultation eines Spezialisten festzustellen, ob die dort gegebene Empfehlung für Dosierungen oder die Beachtung von Kontraindikationen gegenüber der Angabe in diesem Buch abweicht. Eine solche Prüfung ist besonders wichtig bei selten verwendeten Präparaten oder solchen, die neu auf den Markt gebracht worden sind. **Jede Dosierung oder Applikation erfolgt auf eigene Gefahr des Benutzers.** Autoren und Verlag appellieren an jeden Benutzer, ihm etwa auffallende Ungenauigkeiten dem Verlag mitzuteilen.

Geschützte Warennamen (Warenzeichen) werden nicht besonders kenntlich gemacht. Aus dem Fehlen eines solchen Hinweises kann also nicht geschlossen werden, daß es sich um einen freien Warennamen handelt.

Das Werk, einschließlich aller seiner Teile, ist urheberrechtlich geschützt. Jede Verwertung außerhalb der engen Grenzen des Urheberrechtsgesetzes ist ohne Zustimmung des Verlages unzulässig und strafbar. Das gilt insbesondere für Vervielfältigungen, Übersetzungen, Mikroverfilmungen und die Einspeicherung und Verarbeitung in elektronischen Systemen.

*Unserem verehrten Kollegen,
Herrn Professor Dr. med. Hartmut Gülker,
Herzzentrum Wuppertal,
in Dankbarkeit gewidmet.*

M. Zeydabadinejad
S. U. Moltzahn

Vorwort

Dieses Buch entstand in enger Kooperation zwischen der Kardiologischen Abteilung der Katholischen Kliniken Essen-Nord GmbH (Leitender Arzt: Dr. R. Jacksch) und Dr. S. U. Moltzahn, Internist, Fortbildungsleiter für Ultraschall.

Die farbkodierte Duplexsonographie (FKDS) der Halsgefäße ist eine äußerst effektive Untersuchungsmethode, um frühzeitige Gefäßwandveränderungen zu erfassen und rechtzeitige therapeutische Konsequenzen zu ziehen.

Sie steht als nicht invasive Methode im Vorfeld der Diagnostik und der Akutbeurteilung zerebraler Zirkulationsstörungen. Durch ihre differenzierte Anwendung liefert sie entscheidende Hinweise, so daß in vielen Fällen invasive Methoden nicht mehr erforderlich sind oder nur bei besonderen Fragestellungen durchgeführt werden.

Um für die Gafäßdiagnostik das hierfür nötige Verständnis zu haben, werden zunächst die technischen physikalischen Grundlagen der farbkodierten Duplexsonographie (FKDS), die anatomisch-topographischen Normalbefunde abgehandelt, da ohne diese grundlegenden Kenntnisse diagnostische Bewertungen nicht möglich sind.

Dieses Buch dient daher dem „Einstieg" in die farbkodierte Duplexsonographie. Zur Vertiefung differentialdiagnostischer und somit auch therapeutischer Problemstellungen sei auf die hervorragenden Arbeiten von Ch. Arning, Neuenburg-Heusler, Henrici, Wolfs, B. Widder, P. Scheffler, P. Landwehr, K.-J. Wolf, P. Fobbe u.v.a. hingewiesen, ohne deren grundlegende Arbeiten die Duplexsonographie der Halsgefäße nicht den heutigen hohen Stellenwert hätte.

Große Bedeutung im Vorfeld der Diagnostik hat der vorliegende „Karotispaß", in welchen die Risikofaktoren mit möglichen Gefäßveränderungen zukünftig vermerkt werden können, so daß auch Fremduntersucher ähnlich dem Herzschrittmacher oder Herzklappenpaß durch Vergleich mit dem Voruntersucher plötzliche Veränderungen feststellen können. Besonders gilt dieser zur Sicherstellung einer Verlaufskontrolle bei Patienten mit Zustand nach invasiven Interventionen im Bereich der hirnversorgenden Gefäße.

Der Pharmafirma Heinrich Mack Nachfolger, vertreten durch ihre außergewöhnlich engagierten Mitarbeiter Fr. Wiebke Maaß, Herrn

Hans Wehr und Herrn Lucas Krisch, sei für die großartige Unterstützung herzlich gedankt.

Trotz zunehmender restriktiver Maßnahmen wird die Fortbildung der Ärzte beispielhaft gefördert.

Immer wieder wird es Mitarbeiter geben, die sich über das normale Maß um den Fortschritt bemühen.

Seit Jahren begleitet Frau Sigrun Hein, Mitarbeiterin des Thieme Verlages, äußerst erfolgreich unsere Arbeiten in bestechender und brillianter Form. Ohne sie wäre dieses Buch nicht zu Ende geführt worden. Daher gilt ihr unser besonderer Dank.

Die Umsetzung in bildliche und gesetzte Form ist Herrn Helms und Herrn F. J. Hombach, ebenfalls Mitarbeiter des Thieme Verlages, wie immer hervorragend gelungen.

Die exzellenten graphischen Darstellungen wurden wiederum von Herrn C. Tahbasian in ausgezeichneter Qualität mit den Wünschen der Autoren umgesetzt.

Herrn Prof. Dr. Hans-Georg Krengel, Katholische Kliniken Essen-Nord, und Herrn Dr. Georg Heile, Fürstenau, danken wir für alle Unterstützung, für fruchtbare Diskussionen und wertvolle Anregungen.

Für Verbesserungsvorschläge und ideenreiche Mitgestaltung an diesem Buch danken wir Frau Alena H. Badakhshani, cand. med., Uni Düsseldorf, und Herrn Felix Moltzahn, stud. med., TH Aachen.

Wenn den Kollegen der „Einstieg" in die FKDS durch dieses Buch erleichtert werden kann, so hat sich unsere Arbeit gelohnt.

August 1998   M. Zeydabadinejad
S. U. Moltzahn

Inhaltsverzeichnis

Vorwort ··· *VII*

Einleitung ··· *1*

Anatomie und Topographie ··· *4*

Physikalische Grundlagen ··· *8*

Dopplergleichung ··· *10*
Optimale Anlotungszonen in der farbkodierten
  Duplexsonographie (FKDS) ··· *11*
Strömungslehre ··· *11*
Spektralanalyse und graphische Darstellung
  des Dopplershifts ··· *13*

Dopplersysteme ··· *17*

CW-Doppler ··· *17*
PW-Doppler ··· *19*
Das Aliasing-Phänomen beim PW-Doppler ··· *20*
Berechnung von Druckgradienten mit Hilfe der
  Bernoulli-Gleichung ··· *23*
Berechnung der Öffnungsfläche einer Stenose nach
  der Kontinuitätsgleichung ··· *23*

Farbkodierte Duplexsonographie (FKDS) ··· *25*

Aliasing-Phänomen beim Farbdoppler ··· *27*
Einfluß des peripheren Gefäßwiderstandes auf die
  Form des Dopplerspektrums ··· *28*
Artefakte ··· *31*
Diagnostischer Untersuchungsgang vor der Duplexsonographie ··· *33*
Möglichkeiten der verschiedenen sonographischen
  Verfahren zur Beurteilung pathologischer Veränderungen
  im Bereich der supraaortalen Gefäße ··· *34*
Technische Voraussetzung und Patientenvorbereitung ··· *35*

Geräteeinstellung ··· 35
Ablauf der Untersuchung ··· 37
Duplexsonographischer Normalbefund der Arteria carotis ··· 43
Arteriosklerotische Plaquebildung und Stenose
    im Bereich der Karotiden ··· 45
Stenose und Verschluß der Arteria vertebralis ··· 62
Weitere Indikationen der Duplexsonographie in der Halsregion ··· 64
Angiographie und farbkodierte Duplexsonographie (FKDS)
    im Vergleich ··· 65

Interventionen an Karotisstenosen – Perkutane transluminale Ballonangioplastie und Stentimplantation ··· 66

Methodik ··· 68

Literatur ··· 75

Befunddokumentation: „Karotis-Paß" ··· 82

Sachverzeichnis ··· 89

Einleitung

Die arteriosklerotisch bedingten Herz- und Kreislauferkrankungen nehmen in allen Industrieländern der Erde mit weitem Abstand die erste Stelle der Morbiditäts- und Mortalitätsstatistik ein. Mit etwa 100 000 Fällen standen die zerebrovaskulären Erkrankungen an dritter Stelle der Todesursachenstatistik der alten Bundesländer Deutschlands. Sie stellen die häufigste Ursache der schweren Invalidität dar und sind daher auch unter sozialmedizinischen Gesichtspunkten von höchster Bedeutung.

Der überwiegende Anteil dieser Erkrankungen sind Folgen der *ischämischen Hirninfarkte*. Ein kleinerer Anteil beruht auf Hirnblutungen und Hirnarterienembolien. Die vorübergehenden oder permanenten ischämischen Ereignisse entstehen meistens auf dem Boden einer arteriosklerotischen Stenosierung.

> Die häufigsten arteriosklerotischen Veränderungen spielen sich im Bereich des extrakraniellen Verlaufes der supraaortalen hirnversorgenden Arterien unter Bevorzugung des Karotisbulbus ab.

Die Statistiken zeigen, daß die Hirninfarkte zu ca. ⅓ durch Embolien von Wandthromben der extrakraniellen Gefäße und zu ca. ⅔ durch Ausdehnung eines Thrombus einer verschlossenen Carotis interna verursacht werden. Es gilt als bewiesen, daß die **Hauptursachen für den Hirninfarkt überwiegend extrakraniell** zu suchen sind. Diese Tatsache ist von erheblicher diagnostischer und therapeutischer Bedeutung, da die extrakraniellen Abschnitte der hirnversorgenden Arterien der unmittelbaren doppler- und duplexsonographischen Untersuchung und interventionellen Therapie zugänglich sind.

Es handelt sich um ca. 60 000 Fälle pro Jahr, die durch diese nichtinvasive Methode diagnostiziert werden können. Aufgrund ihres geraden Verlaufes und ihrer oberflächlichen Lage ist die Untersuchung der Arteria carotis mittels farbkodierter Duplexsonographie (FKDS) einfach durchführbar (Abb. 1). Die Wände dieser Arterie lassen sich in doppelter Reflexion darstellen. Dazwischen liegt eine echoarme Zone, die Media. Die Messung dieser sog. Intima-Media-Dicke (IMD) gilt als *atherosklerotischer Indikator* und prognostischer Parameter. Bisher gibt

2 Einleitung

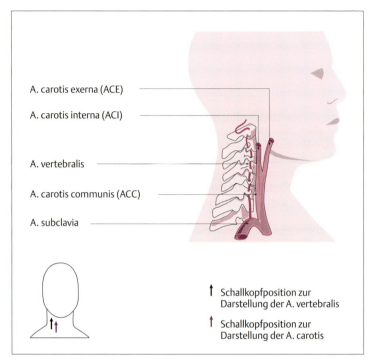

Abb. 1 Schematische Darstellung der normalen Anatomie der A. carotis und A. vertebralis rechts und der Schallkopfposition zur duplexsonographischen Darstellung.

es jedoch keine Daten zur Vergleichbarkeit verschiedener Meßmethoden.

Die Normalwerte der IMD liegen unter 0,8 mm, die Gefäßweite beträgt ca. 7 mm. Zusätzlich besteht ein signifikanter Zusammenhang zwischen atheromatöser Plaquebildung der Aorta und der Karotiden. Mit der farbkodierten Duplexsonographie (FKDS) können sowohl normale Flußeigenschaften als auch turbulente Phänomene beurteilt werden (Abb. 2). Auch das Arteriosklerose-Screening mittels farbkodierter Duplexsonographie (FKDS) gehört daher zur wichtigen Primärdiagnostik bei Patienten mit Verdacht auf koronare Herzkrankheit (KHK).

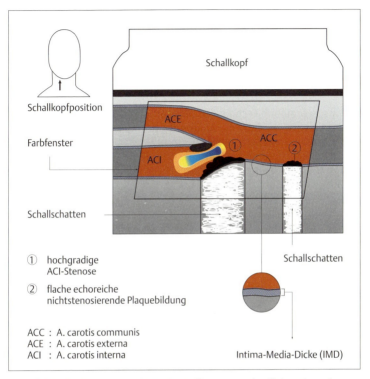

Abb. 2 Farbduplexsonographische Darstellung unterschiedlicher Plaqueformen im Bereich der Karotiden. Nachweis von turbulentem Fluß im Bereich des ACI-Abgangs bei bedeutsamer Stenose.

Anatomie und Topographie

Bevor näher auf die Technik der Doppler- und Duplexsonographie eingegangen wird, soll kurz die Anatomie und Topographie des Hirnkreislaufes erläutert werden, soweit dies zum Verständnis und zur Interpretation der sonographischen Befunde erforderlich ist.

Die Blutversorgung zum Gehirn erfolgt über zwei paarig angelegte Gefäßsysteme (Abb. 3):
a) Karotisstromgebiet
b) vertebrobasilläres Gefäßsystem

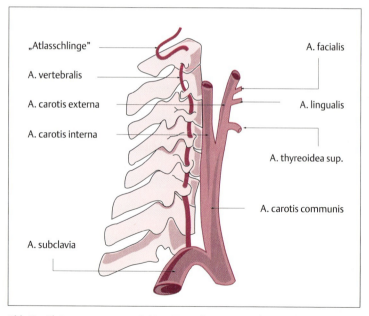

Abb. 3 Blutversorgung zum Gehirn. Normale Anatomie der extrakraniellen hirnversorgenden Arterien mit Darstellung des karotis- und vertebrobasilaren Gefäßsystems.

Die Arteria carotis communis entspringt links in der Regel direkt aus dem Aortenbogen, rechts aus dem Truncus brachiocephalicus. Sie zieht dann rechts und links neben der Trachea und V. jugularis interna kranialwärts, wobei sie im mittleren Halsdrittel vom Musculus sternocleidomastoideus überkreuzt wird. Etwa in Höhe des oberen Schildknorpelrandes teilt sich die A. carotis communis in die A. carotis interna und A. carotis externa. *Die A. carotis interna ist die hirnversorgende Arterie.* Dagegen ist die *A. carotis externa* für die *Versorgung des Gesichtsschädels* zuständig.

In der Mehrzahl der Fälle verläuft die A. carotis interna etwas nach dorsolateral, während die A. carotis externa nach ventromedial abzweigt. Es gibt jedoch zahlreiche Lagevariationen dieser Gefäße (Abb. **4** u. **5**).

Die A. carotis interna gibt, im Gegensatz zur A. carotis externa, nach der Karotisgabel bis zum intrakraniell gelegenen Karotissiphon (mit Ausnahme kleinster Ästchen zu Paukenhöhle und Hypophyse) keine größeren Seitenäste ab. Im Bereich des Karotissiphons (Karotisgabel) entspringt die *A. ophtalmica,* die über die beiden Endäste *A. supraorbitalis* und *A. supratrochlearis* am medialen Augenwinkel nach extrakraniell hin verläuft und dort Anschluß an Carotis-externa-Äste gewinnt.

Die A. vertebralis entspringt beidseits aus der A. subclavia und zieht dann durch die *Foramina transversaria* der Halswirbel zur Schädelbasis. Nach dem Atlas zeigt sich ein bogenförmiger Verlauf der A. vertebralis, sie gelangt dann durch das Foramen occipitalis magnum in die Schädelhöhle. Beide Vertebralarterien vereinen sich unterhalb der Brücke zur unpaaren A. basilaris, welche über die *Rami communicantes posteriore* mit dem Internaströmungsgebiet anastomosiert (Abb. **6**).

Die Aa. carotis internae sind über einen kleinen Querast am Abgang der A. cerebri anterior, dem ersten Hirnast der A. carotis interna, miteinander verbunden. Damit ist ein „Arterienkreis" geschlossen, der sowohl die Karotiden untereinander als auch das Karotisstromgebiet mit dem Vertebrobasilarissystem verbindet. Dieser Arterienkreis wird „Circulus arteriosus Willisii" genannt (s. Abb. **6**).

Außer diesen *intrakraniellen Anastomosen* spielt eine Reihe der *extrakraniellen Kollateralen* bei klinisch relevanten Stenosen und Verschlüssen der Hirnarterien eine entscheidende Rolle.

6   Anatomie und Topographie

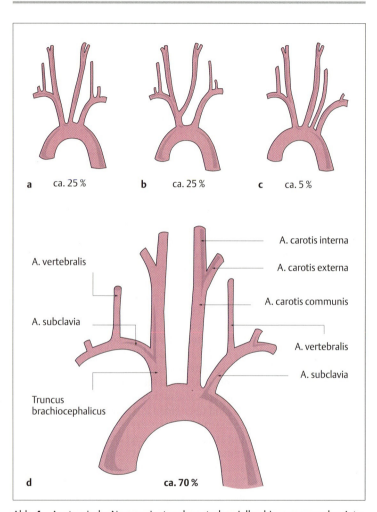

Abb. 4 Anatomische Normvarianten der extrakraniellen hirnversorgenden Arterien (mod. n. Bosniak et al.; aus: Krayenbühl, Yasargil: Zerebrale Angiographie für Klinik und Praxis, Thieme, Stuttgart 1979).

Anatomie und Topographie **7**

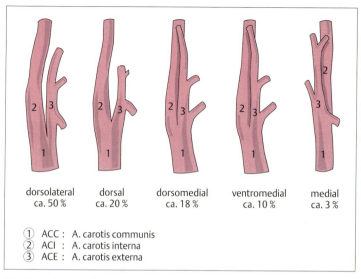

Abb. 5 Schematische Darstellung der Lagevariationen der A. carotis externa zur A. carotis interna (mod. n. Faller et al.).

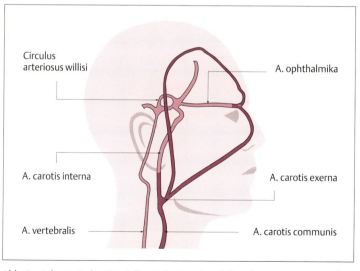

Abb. 6 Schematische Darstellung der intrakraniellen Anastomosen zwischen den Karotiden untereinander und dem Karotisstromgebiet mit dem Vertebralissystem.

Physikalische Grundlagen

Der Dopplereffekt, 1842 entdeckt von *Chr. S. Doppler* (1803–1853), beschreibt, daß eine Schall- oder Lichtquelle, die sich auf den Beobachter zu- oder wegbewegt, eine Frequenzverschiebung von Wellen induziert und somit akustisch oder optisch das Dopplerphänomen auslöst.

So wird vom Beobachter einer sich bewegenden Schallquelle, wie z.B. das *Herannahen* des Martinshorns eines Krankenwagens, das akustische Signal durch *hochfrequente* („gestauchte") Schallwellen oder das *Entfernen* des Objekts durch *niederfrequente* („gedehnte") Schallwellen empfunden.

Es findet also eine Verschiebung der wahrgenommenen Schallfrequenz, abhängig von der Geschwindigkeit und Bewegungsrichtung der Schallquelle, statt.

Diese Verschiebung bezeichnet man als **Dopplershift.** Der Dopplershift kann also positiv (Anstieg der Schallfrequenz = Annäherung der Schallquelle) oder negativ (Abfall der Schallfrequenz = Entfernung der Schallquelle) sein (Abb. **7**).

Bei der A-Mode (A = Amplitude) und B-Mode (B = brightness) werden die Reflexionen der ausgesandten Schallwellen an den Grenzflächen der Organe und Gefäße benutzt. Die Doppler- und farbkodierte Duplexsonographie jedoch beruht auf einer Frequenzverschiebung des ausgesandten Ultraschallsignales durch die Reflexion an sich bewegenden Blutzellen. Das bedeutet: Vom Schallkopf werden Ultraschallwellen mit einer bestimmten vorgegebenen Frequenz in die Herzhöhlen und Gefäße ausgesandt. Diese Schallwellen werden an sich bewegenden Blutzellen reflektiert. Die reflektierten Schallwellen werden vom Schallkopf wieder empfangen. Die empfangenen Schallwellen erfahren eine *Frequenzänderung,* die in direkter Beziehung zu *Flußrichtung, Geschwindigkeit* und *Flußqualität* der Blutkörperchen steht. Daraus erfolgt eine *qualitative* und *quantitative* Auswertung.

Mit dem Dopplergerät mißt man den **Dopplershift,** die Differenz zwischen der vom Schallkopf ausgesandten und der vom Schallkopf nach der Reflexion an den Blutkörperchen empfangenen Frequenz. Der Dopplershift bei der dopplersonographischen Untersuchung liegt unter 20 000 Hertz, also im Wahrnehmungsbereich des menschlichen Ohres.

Physikalische Grundlagen **9**

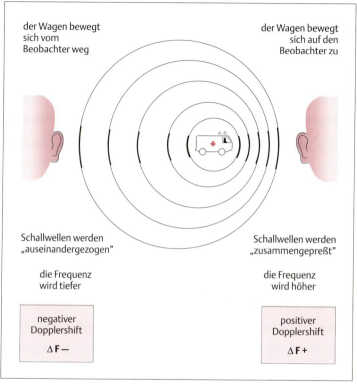

Abb. 7 Entstehung des Dopplershifts.

So werden bei der Doppleruntersuchung nicht nur optische, sondern auch akustische Signale genutzt.

Je größer die Geschwindigkeit der Blutkörperchen im Verhältnis zum Ultraschallsender, um so ausgeprägter ist der Dopplershift, wobei eine direkte Proportionalität besteht. Es gilt also: **Dopplershift** bzw. **Dopplerfrequenz = Empfängerfrequenz minus Senderfrequenz.**

Physikalische Grundlagen

Dopplershift: Die Verschiebung des Frequenzspektrums nach oben oder unten (höher – tiefer) durch die Bewegung der Schallquelle oder die Frequenzänderung der Schallwellen durch Reflexion an sich bewegenden Objekten (z. B. Erythrozyten) wird als Dopplershift bezeichnet. Der Dopplershift ist proportional zur Bewegungsgeschwindigkeit der Schallquelle bzw. reflektierenden Grenzflächen. Aus dem Dopplershift kann auf die *Geschwindigkeit* und die *Richtung* der sich bewegenden Grenzflächen geschlossen werden. Über die Dopplergleichung kann somit die Blutströmungsgeschwindigkeit errechnet werden.

Dopplergleichung

$$F_d = 2 \cdot F_0 \cdot \frac{V}{C} \cdot \cos \alpha$$

F_d = Frequenzänderung (Dopplerfrequenz = Dopplershift)
F_0 = ausgesandte Frequenz (z. B. 2,4 MHz)
V = Blutströmungsgeschwindigkeit
α = (Alpha) = Winkel zwischen Ultraschall und Blutfluß
C = Schallgeschwindigkeit
   (im menschlichen Gewebe ca. 1540 m/s)

Aus der Dopplergleichung ist ersichtlich, daß die Dopplerverschiebung (Dopplershift F_d) entscheidend von dem Winkel zwischen Schallfeld und Blutfluß abhängig ist. Da der Kosinus bei einem Winkel von 0°, also eine Schallrichtung parallel zum Blutstrom mit dem Wert 1, am größten ist, erhält man hierbei die höchste Dopplerverschiebung. Wird der Winkel zwischen Schallfeld und Blutstrom größer und nähert sich 90°, weist der Kosinus dagegen den Wert 0 auf (Abb. **8**).

Eine Winkelabweichung zwischen Schallfeld und Blutstrom bis 20° ist tolerabel, da die Dopplerverschiebung nur um höchstens 7 % verfälscht werden kann. Die hierbei gemessene Maximalgeschwindigkeit des Blutstromes weicht also lediglich um 7 % von der wirklichen Geschwindigkeit ab. Winkelabweichungen über 20° führen zu relevanten Unterschätzungen der Blutflußgeschwindigkeiten.

Die Unterschätzung der Blutflußgeschwindigkeit macht sich daher bei der Berechnung von Druckgradienten deutlich bemerkbar.

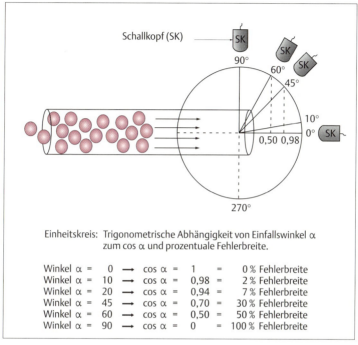

Abb. 8 Einheitskreis zur Bestimmung der Fehlerbreite in Abhängigkeit vom Einfallswinkel.

Optimale Anlotungszonen in der farbkodierten Duplexsonographie (FKDS)

Es muß versucht werden, durch eine optimale Anlotung die höchste Dopplerverschiebung zu erreichen

Verkleinerung des Alpha-Winkels nur möglich:
- durch Kenntnisse der Topographie und Applikationsorte,
- durch Aufsuchen des maximalen Dopplershifts, durch Korrektur der Schallkopfposition bzw. durch exakte Winkelkorrektur des gepulsten Dopplers.

Strömungslehre

In der Doppler- und farbkodierten Duplexsonographie werden im Gegensatz zur invasiven Angiographie Blutströmungs*richtungen* und *-geschwindigkeiten* über die Dopplergleichung ausgerechnet und *akustisch* und *optisch* dargestellt.

Durch die anatomischen Strukturen und Druckverhältnisse der Gefäße ergeben sich somit unterschiedliche Flußeigenschaften des Blutflusses. So werden z. B. bei Strombahnhindernissen (Stenosen, Gefäßabzweigungen) unterschiedliche Druckverhältnisse und Flußprofile entstehen.

Beim *laminaren* Blutfluß (z. B. A. carotis communis) haben die Blutkörperchen nahezu die gleiche Flußgeschwindigkeit, es herrscht also eine weitgehende Homogenität von Flußrichtung und Geschwindigkeit der einzelnen Erythrozyten, wobei die Strömung nahe der Gefäßwand aufgrund der Reibungskräfte etwas langsamer ist als im Zentralstrom (s. Abb. 9). In Abhängigkeit von der Gefäßweite und dem Ausmaß dieser Reibungskräfte im Bereich der Gefäßwand entsteht ein mehr flaches oder ein mehr *paraboloides* Strömungsprofil.

Im paraboloiden Strömungsprofil fließt das Blut wegen der Adhäsionskräfte am Gefäßrand deutlich langsamer als im Zentrum des Gefäßes. Aber auch in einem großen Gefäß mit weitgehend flachem Strömungsprofil ist die Blutflußgeschwindigkeit im zentralen Bereich höher als an der Gefäßwand. Daher ist bei der duplexsonographischen Untersuchung eine korrekte Messung der Geschwindigkeit im *Zentralstrom* erforderlich.

Der Übergang von einem laminaren in ein turbulentes Flußprofil hängt ab von
1. der Durchflußmenge,
2. der Flußgeschwindigkeit und
3. der Viskosität, von der Beschaffenheit der Wandoberfläche (Verkalkung bzw. Plaques des Stenosebezirkes).

Bei turbulenten Strömungen (z. B. Stenose) geht kinetische Energie verloren, welche zum Teil als verstärkter Schall umgesetzt und als Geräusch empfunden wird.

Beim *turbulenten* Strömungsprofil handelt es sich um die Verwirbelung der Erythrozyten unmittelbar nach einer Stenose. Hierbei entstehen unterschiedlichste Blutströmungsrichtungen und Geschwindigkeiten, die eine Verbreiterung der Spektralkurve mit unterschiedlichen Flußprofilen darstellen.

Nach einer Stenose schießt der Stenosestrahl („Jet") in eine relativ „ruhige Zone". An der Grenzfläche des „Stenose-Jets" befinden sich Zonen mit unterschiedlichen Geschwindigkeiten, die als schneller und langsamer Parajet bzw. umgekehrter „Randstrudel" bezeichnet werden.

In der Stenoseöffnung selbst kann ebenfalls am Rand ein gewisser Rückstau auftreten, der die Stenose noch verstärkt. Die wirksame Stenosefläche wird als „Vena contracta" bezeichnet (s. *Fehske*) (wichtige Bedeutung in der Dopplerechokardiographie) (s. Abb. 9 unten).

Spektralanalyse und graphische Darstellung des Dopplershifts

Wie bereits besprochen, liegt die Dopplerfrequenz im Gegensatz zur Ultraschallfrequenz im Wahrnehmungsbereich des menschlichen Ohres. Die *schnellen* Strömungsgeschwindigkeiten werden als *höherer* Ton und *langsamer* Fluß als *tieffrequenter* Ton wahrgenommen. Da sich in einer Strömung nicht alle Teilchen mit der gleichen Geschwindigkeit bewegen, besteht das Dopplersignal in der Regel nicht aus einer einheitlichen Frequenz, sondern aus einem *Frequenzspektrum,* das den unterschiedlichen Strömungsgeschwindigkeiten der im Schallstrahl liegenden Blutkörperchen entspricht. Somit bildet sich ein Strömungsprofil über dem Querschnitt aus. Die Summe der Echos aller Blutkörperchen ergibt ein Frequenzgemisch, dessen Spektrum der Geschwindigkeitsverteilung der Blutkörperchen entspricht. Wenn die reflektierenden Blutkörperchen annähernd die gleiche Geschwindigkeit haben, zeigt sich ein *schmales Frequenzspektrum.* Das akustische Signal wird in Form eines musikalischen oder eines pfeifenden Tons wahrgenommen (Abb. 10).

Bei unterschiedlichen Geschwindigkeiten der Blutkörperchen findet man ein *breites Frequenzspektrum* mit einem *rauschenden* oder *gießenden akustischen Signal* (Abb. 10).

Für die Analyse des Dopplersignals ist eine Spektralanalyse notwendig. Hierbei wird das Frequenzspektrum in seine verschiedenen Frequenzanteile aufgespalten. Bei den meisten Untersuchungsgeräten erfolgt die Spektralanalyse über das Prinzip der schnellen Fourier-Transformation.

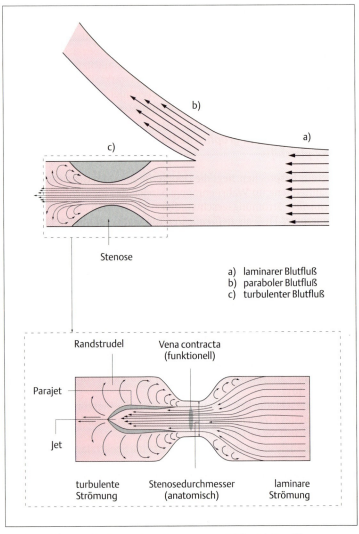

Abb. 9 Schematische Darstellung der unterschiedlichen Flußprofile
1 laminarer Blutfluß: z. B. große Gefäße
2 paraboler Blutfluß: z. B. Gefäßaufzweigungen
3 turbulenter Blutfluß: z. B. Stenosen.
Unten: laminare und turbulente Strömung (mod. nach Fehske).

Spektralanalyse und graphische Darstellung des Dopplershifts

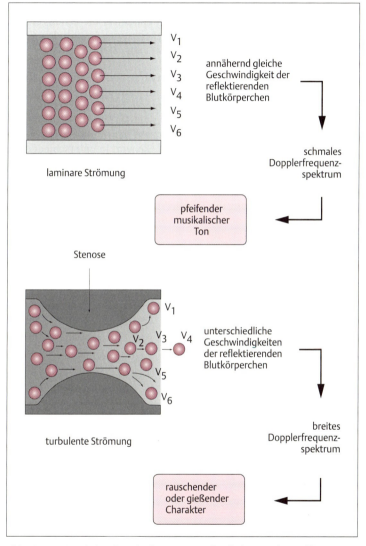

Abb. 10   Geräuschcharakter der laminaren und turbulenten Flußprofile.

16 Physikalische Grundlagen

Nach der Frequenzanalyse wird das Dopplersignal dann in Helligkeitsstufen (Frequenzblöcke) zerlegt. Hierbei entspricht die Echointensität einer Frequenz einer bestimmten Helligkeitsstufe: Amplitude = Grauskala, d. h. kein Grau = kein Signal, Schwärzung = starkes Signal.

■ Bei Darstellung des Dopplersignales würde dem Frequenzspektrum auf der senkrechten Achse des Dopplerdiagramms die Strömungsgeschwindigkeit der Blutkörperchen entsprechen. Die Amplitude des Dopplersignales entspricht der Intensität des Signales und steht in direkter Proportionalität mit der Anzahl von Blutkörperchen, die sich durch den Schallstrahl bewegen. Sie wird in unterschiedlichen Grautönen (Schwärzungsgraden) dargestellt (schwarz = sehr intensives Dopplersignal, weiß = kein Dopplersignal).

■ Die zeitliche Änderung des Dopplersignales kommt als Abszisse zur Darstellung. Ferner gibt das Spektrum uns noch zusätzliche Informationen über die Qualität des Flusses, d. h. ob es sich um einen laminaren oder einen turbulenten Blutfluß (bei Stenosen) handelt.

■ Hierbei entspricht ein schmalbandiges Spektrum einem laminaren und ein breitbandiges Spektrum einem turbulenten Fluß. Die Flußkurve oberhalb der Nullinie bedeutet einen Fluß in Richtung zum Transducer, und ein Fluß unterhalb der Nullinie entspricht einem Fluß weg vom Transducer.

Dopplersysteme

Liniendoppler: Der Liniendoppler entspricht dem Continuous-Wave-Doppler (**CW-Doppler**). Hierbei werden alle Flußgeschwindigkeiten entlang eines Schallstrahles erfaßt. Die Schallsonde besteht aus einem Sender und einem Empfänger, die unabhängig voneinander arbeiten. Der Schall wird also kontinuierlich ausgestrahlt und empfangen.

Punktdoppler: Dieser Doppler entspricht dem gepulsten Doppler (**PW-Doppler**). Hierbei werden Blutflußgeschwindigkeiten nur an einem Punkt (sogenanntes Sample Volume = Meßvolumen) gemessen. Die Schallsonde schaltet im Wechsel von Senden auf Empfangen um. Beim Multi-Gate-PW-Doppler mißt man an mehreren Punkten (HPRF = High Pulse Rate Frequency).

Flächendoppler: Der Flächendoppler entspricht dem Farbdoppler. Durch die vielen Meßvolumina (Sample Volumes) werden die mittleren Flußgeschwindigkeiten bestimmt. Der Blutfluß wird farbkodiert wiedergegeben. Hierbei können Informationen über Blutflußgeschwindigkeit, Richtung und Qualität gewonnen werden. Ferner kann die Ausbreitung von Insuffizienzen bzw. Stenosetypen dargestellt werden.

Der Flächendoppler ist als Weiterentwicklung des konventionellen gepulsten Systems anzusehen (Abb. 11).

CW-Doppler

Prinzip

Kontinuierliches Aussenden und Empfangen von Ultraschall mit zwei separaten Kristallen, die (halbiert oder ringförmig) unabhängig voneinander funktionieren. Die Schallwellen werden kontinuierlich ausgestrahlt und empfangen. Aus der Frequenzdifferenz (Dopplershift) wird die Blutflußgeschwindigkeit errechnet.

18 Dopplersysteme

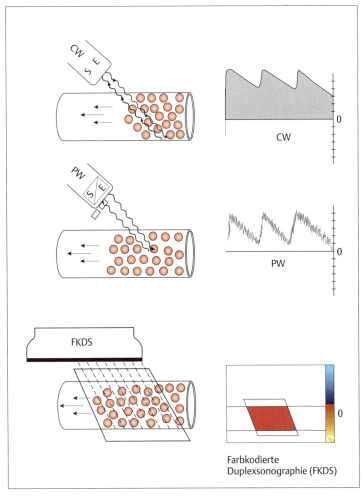

Abb. 11 Dopplersysteme
Oben: Kontinuierliche Dopplersonographie (CW-Doppler)
Mitte: Prinzip der gepulsten Dopplersonographie (PW-Doppler)
Unten: Farbkodierte Duplexsonographie (FKDS).

Vorteil

Keine Begrenzung bezüglich der maximal meßbaren Geschwindigkeit (Geschwindigkeiten bis zu 10 m/s meßbar).

Nachteil

Keine Tiefenbestimmung über Laufzeit des Ultraschalls im Gewebe möglich, d. h. mehrere in der Schallausbreitungsrichtung liegende Gefäße (bewegte Strukturen) können nicht unterschieden werden. Die Herkunft eines Signales kann nur durch Anwendung typischer Anlotungspunkte und Kenntnis typischer Flußprofile der Gefäße bzw. Herzklappen, auch bei fehlendem simultanen 2D-Bild, bestimmt werden.

Quantifizierbarkeit

Begrenzt möglich.

PW-Doppler

Prinzip

Beim PW-Doppler wird nur ein piezoelektrischer Kristall im Wechsel als Sender und Empfänger benutzt. Nach Abstrahlen eines Schallimpulses wird die Schallsonde auf Empfang umgeschaltet. Durch rasche Wechsel von Sendung und Empfang des Schallimpulses kann errechnet werden, aus welcher Tiefe das interessierende Strömungssignal reflektiert wurde. Die empfangenen Signale werden sowohl hinsichtlich ihres Frequenzspektrums als auch hinsichtlich ihrer Laufzeit analysiert und ausgewertet.

Die Schallimpulse werden alternierend zum simultanen Aufbau eines 2D-Bildes und zur Doppleruntersuchung benutzt. Es wird ein sog. „Meßvolumen" (= Meßtor = Sample Volume = SV) eingeführt, das entlang der Ausbreitungsrichtung des Schallstrahles verschoben werden kann.

In einigen Geräten besteht die Möglichkeit, mehrere Austastfenster einzuführen, sog. HPRF. Die „Meßtore" (im 2D-Bild) markieren die gewünschte Meßtiefe des Dopplers im Körper.

Vorteil

Geschwindigkeitsmessung im wählbaren Tiefenbereich möglich, d. h. *tiefenselektiv* (im Bereich des Meßvolumens = Sample Volume) kann die Strömung gemessen werden.

Nachteil

Im Vergleich zum CW-Doppler wesentlich komplizierter im Aufbau. Beschränkung der maximal erfaßbaren Geschwindigkeit durch die Begrenzung der Pulswiederholungsfrequenz (PRF). Beim Übersteigen der Nyquist-Grenze kommt es zum Aliasing-Phänomen (Geschwindigkeiten max. bis 1,5 m/s meßbar). Eine Erhöhung von PRF bedeutet ein schnelles Senden und Empfangen von Schallwellen durch den PW-Doppler. Diese führt zu einer Erweiterung des Meßbereiches durch Erhöhung der Nyquist-Grenze. Es können also höhere Geschwindigkeiten gemessen werden. Da die Meßtiefe mit zunehmendem PRF abnimmt, kann der Meßbereich eines PW-Dopplers nicht beliebig erweitert werden.

Das PW-Flußsignal zeigt sich als ein relativ schmales Frequenzspektrum, da nur der Blutfluß im „Meßtor" berücksichtigt wird.

Der Nachteil dieser Technik ist die begrenzte Möglichkeit, höhere Blutflußgeschwindigkeiten zu messen (bis max. ca. 1,5 m/s durch Erhöhung der Nyquist-Grenze).

Das Aliasing-Phänomen beim PW-Doppler

Die Eindringtiefe des Ultraschallstrahles ist abhängig von der Ultraschallfrequenz. Die Meßtiefe kann durch Änderung der Impulswiederholungsfrequenz (**P**ulse **R**epetition **F**requency) verändert werden.

Je höher die PRF, desto niedriger die Meßtiefe. Der Meßbereich eines PW-Dopplers ist abhängig von der PRF und Dopplerfrequenz.

$PRF \geq 2 F_d =$ Nyquist-Grenze

Berechnung des Nyquist-Limits beim PW-Doppler:

$F_{d\,max} \leq \frac{1}{2} PRF$
$F_{d\,max}$ = max. Dopplerfrequenz ohne Aliasing
PRF = Puls-Repetitionsrate

Höhere Blutflußgeschwindigkeiten (z. B. in einer Stenose) führen zur Erhöhung der Dopplerfrequenz. Sobald $F_d > \frac{PRF}{2}$ kommt es zum Aliasing-Phänomen.

Der oberhalb des Nyquist-Limits liegende Kurvenanteil einer PW-Kurve kommt invertiert im Nachbarkanal je nach Flußrichtung oberhalb oder unterhalb der Nullinie zur Darstellung (Abb. 12).

Da beim *CW-Doppler* die Geschwindigkeitsmessung unbegrenzt ist, kann die Nyquist-Grenze nicht überschritten werden. Ein Aliasing tritt somit nicht auf.

Erhöhung der Nyquist-Grenze beim PW-Doppler zur Vermeidung von Aliasing-Phänomenen:
1. Transducer mit niedriger Frequenz benutzen.
2. Erhöhung des Anschall-Winkels α, damit Verminderung des cos α, somit Reduktion der Dopplerfrequenz, anschließend nachträgliche Winkelkorrektur (nur bedingt möglich).
3. Erhöhung des PRF (z. B. durch HPRF).
   Die Nyquist-Grenze beim PW-Doppler kann durch Anwendung von High-PRF-Mode erhöht werden. Dadurch können höhere Geschwindigkeiten ohne Auftreten von Aliasing gemessen werden. Dies geschieht durch Einrichtung weiterer Meßtore. Diese zusätzlichen Meßtore liegen näher zum Schallkopf. Hierbei werden im Gegensatz zum einfachen PW-Doppler weitere Impulse vom Transducer abgesandt, bevor die vorausgegangenen Impulse aus der interessierenden Tiefe zum Schallkopf zurückgekommen sind.
   Bei der Doppler-Analyse können zwar durch Erhöhung der Puls-Repetitionsrate höhere Geschwindigkeiten gemessen werden, aber es kann nicht unterschieden werden, an welchen zusätzlichen Meßtoren diese gemessen wurden.
4. Verminderung der Meßtiefe im Gewebe.
5. Verdoppelung des Meßbereiches durch „Nullinienverschiebung" (s. Abb. 12).

22 Dopplersysteme

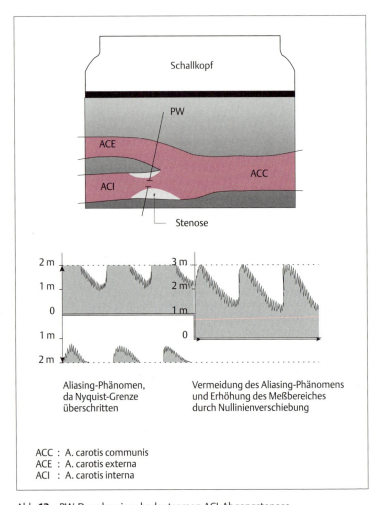

Abb. 12 PW-Doppler einer bedeutsamen ACI-Abgangstenose.
Links: Aliasing-Phänomen, da Nyquist-Grenze überschritten
Rechts: Vermeidung des Aliasing-Phänomens und Erhöhung des Meßbereichs durch „Nullinienverschiebung".

Berechnung von Druckgradienten mit Hilfe der Bernoulli-Gleichung

Das Druckgefälle innerhalb eines Gefäßes bewirkt, daß eine Blutströmung entsteht. Je größer das Druckgefälle, um so höher die Blutströmungsgeschwindigkeit und umgekehrt.

Innerhalb eines Kreislaufes wirken z. B. Verengungen (Stenosen) wie „Düsen", die die Geschwindigkeiten des Blutes, aber auch des Druckverhältnisses, plötzlich ändern.

Bei einer Obstruktion (Stenose) der Strombahn kommt es somit zu einer Zunahme der Blutflußgeschwindigkeit in der Stenose. Mißt man die Geschwindigkeit vor und in der Stenose, so kann man mittels der *Bernoulli-Gleichung den Druckgradienten errechnen.*

Da die Geschwindigkeit des Blutflusses vor einer Stenose meistens relativ niedrig ist, kann V_1 vernachlässigt und zur Berechnung des Druckgradienten die *vereinfachte Bernoulli-Gleichung* angewandt werden:

$$\Delta P = 4 \cdot V_2^2 = mmHg$$

Mit dem CW- oder PW-Doppler wird die V_{max} (in m/s) gemessen und daraus mit der Bernoulli-Gleichung ($\Delta P = 4 \cdot V_{max}^2$) der maximale Druckgradient P_{max} in mmHg errechnet (Abb. 13a). Die Berechnung des Druckgradienten nach Bernoulli spielt z. Z. in der farbkodierten Duplexsonographie (FKDS) der Karotiden im Gegensatz zur Echokardiographie keine entscheidende Rolle.

Berechnung der Öffnungsfläche einer Stenose nach der Kontinuitätsgleichung

Nach der Kontinuitätsgleichung besteht eine Abhängigkeit der Geschwindigkeit V_1 und der durchflossenen Querschnittsfläche A_1 *vor* der Stenose und der Geschwindigkeit V_2 und der durchflossenen Querschnittsfläche A_2 *in* der Stenose.

Da die Geschwindigkeiten vor und in der Stenose bekannt sind und die Querschnittsfläche (A_1) vom Durchmesser abhängig ist, kann man somit auf die *Stenoseöffnungsfläche* (A_2) schließen (Abb. 13b).

24 Dopplersysteme

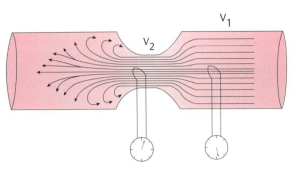

a) Bernoulli-Gleichung

$$P_1 \times V_2 = P_2 \times V_2$$
$$P_1 - P_2 = 1/2 \times p \, (V_2^2 - V_1^2)$$
$$\Delta P = 4 \, (V_2^2 - V_1^2)$$

V_1 = V_{max} vor der Stenose (m/s)
V_2 = V_{max} in der Stenose (m/s)
p = Dichte des Blutes = $1{,}06 \times 10$ kg/m (konstant)
P_1 = Druck vor der Stenose (mmHg)
P_2 = Druck nach der Stenose (mmHg)

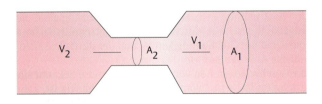

b) Kontinuitätsgleichung: $A_1 \times V_1 = A_2 \times V_2$

Abb. 13 Bernoulli-Gleichung (**a**), Kontinuitätsgleichung (**b**).

Farbkodierte Duplexsonographie (FKDS)

Die wichtigste Erweiterung in der Sonographie ist die Entwicklung der FKDS. Bei der FKDS handelt es sich um einen Flächendoppler; dies bedeutet, daß innerhalb der Begrenzung der jeweiligen simultan dargestellten 2D-Bilder die Änderung der Dopplerfrequenz (durch die Bewegung der Erythrozyten) an vielen Punkten (Meßvolumina) gemessen wird. Durch die simultane Bestimmung vieler Meßpunkte innerhalb der Blutströmung wird die *mittlere Blutgeschwindigkeit* bestimmt und *farbkodiert* dargestellt. Es muß jedoch eine ausreichende Flußgeschwindigkeit vorhanden sein, damit die Dopplerfrequenzänderung erfaßt und in Farbe umgesetzt werden kann.

Durch die flächenhafte Darstellung in der FKDS wird eine qualitative Beurteilung des Blutflusses möglich. Eine quantitative Beurteilung in der FKDS ist sicherlich das Ziel in der Weiterentwicklung dieser Technik. Mit einigen Geräten ist die Messung der Blutströmungsgeschwindigkeit innerhalb der dargestellten Farbwolke bereits bedingt realisierbar.

In der farbkodierten Duplexsonographie (FKDS) wird der Blutfluß zum Schallkopf hin als *rote Wolke* und der Fluß vom Schallkopf weg als *blaue Wolke* dargestellt. Durch die Farbkodierung wird die Flußrichtung des Blutstroms erkennbar. Mit zunehmender Blutflußgeschwindigkeit wird die jeweilige Farbe heller. Ebenfalls wie beim PW-Doppler zeigt sich beim Farbdoppler eine Begrenzung der maximal meßbaren Strömungsgeschwindigkeit in Abhängigkeit von der Ausgangsfrequenz und der Eindringtiefe. Bei *inhomogenem* bzw. *turbulentem* Blutfluß (z. B. Stenose) wird durch Zugabe einer *grünen Färbung* die unterschiedliche Geschwindigkeit innerhalb des Blutflusses als mosaikartige Fläche dargestellt. Rot-grüne Farbmischung bedeutet turbulenter Blutfluß auf den Schallkopf zu, blau-grüne Färbung zeigt Turbulenzen, die vom Schallkopf weggerichtet sind (sog. „Varianzen") (Abb. **14**).

26 Farbkodierte Duplexsonographie (FKDS)

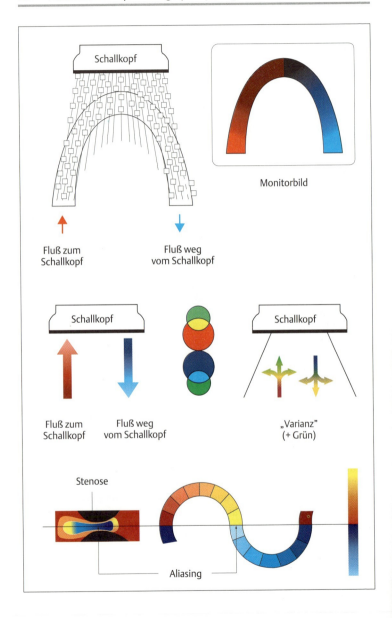

Aliasing-Phänomen beim Farbdoppler

Der Aliasing-Effekt kommt zum Tragen, sobald die Impulswiederholungsrate (**Puls Repetition Frequency, PRF**) die Nyquist-Grenze überschritten hat.

$$F_d > \frac{PRF}{2}$$

Die Eindringtiefe des Ultrastrahles in das Gewebe ist abhängig von der Ultraschallfrequenz: je höher die Ultraschallfrequenz, desto niedriger die Eindringtiefe.

Durch die Änderung der Impulswiederholungsfrequenz (PRF) verändert sich die Meßtiefe. Diese ist umgekehrt proportional zur PRF.

Im PW-Doppler zeigt sich der Aliasing-Effekt als Paradox-Registrierung, das heißt, die entsprechenden Strömungssignale invertieren im Nachbarkanal oberhalb oder unterhalb der Nullinie.

Beim Farbdoppler äußert sich der Aliasing-Effekt als Farbumschlag (Abb. 15). Wenn z.B. die Strömungsgeschwindigkeit bei einer Stenose den eingestellten Meßbereich verläßt, beobachtet man innerhalb der roten Ausflußwolke eine Blaufärbung. Bei stark erhöhter Blutflußgeschwindigkeit oder zu schmal eingestellten Meßbereichen des Farbdopplers zeigen sich mehrfach Farbumschläge (Pfauenauge). Durch Zumischung von Grünfärbung werden turbulente Flüsse als farbmosaikartige Flächen registriert.

◀ Abb. 14 Prinzip der farbkodierten Duplexsonographie (FKDS) – Flächendoppler mit vielen „Meßvolumina".
Fluß zum Schallkopf → rot
Fluß weg vom Schallkopf → blau
Unten: Alias-Effekt (Farbumschlag von Rot nach Blau infolge erhöhter Flußgeschwindigkeit in Stenose) (s. Text).

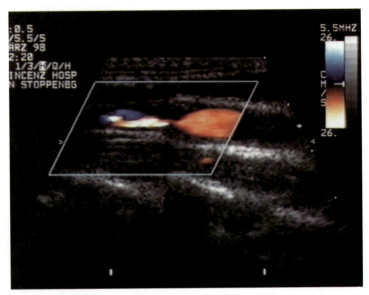

Abb. 15 Farbduplexsonographische Darstellung einer hochgradigen A.-carotis-interna-Stenose durch echoarme („weiche") Plaquebildung (kein Schallschatten). Alias-Effekt durch pathologische Flußbeschleunigung.

Einfluß des peripheren Gefäßwiderstandes auf die Form des Dopplerspektrums

Das Flußspektrum eines Gefäßes ist abhängig vom peripheren Widerstand. Die vom Herzen kommenden Pulswellen werden in der Peripherie reflektiert.

Bei **hohem peripherem Widerstand** hat die reflektierte Welle eine ähnliche Verlaufsform wie die Ursprungswelle aus dem Herzen, jedoch mit zeitlicher Verzögerung.

Aus der ursprünglichen und reflektierten Welle entsteht eine typische „Strömungspulskurve" mit steilem systolischen Anstieg und diastolischem Abfall, bis zu einer „spätdiastolischen Rückströmung", die die Nullinie unterschreitet.

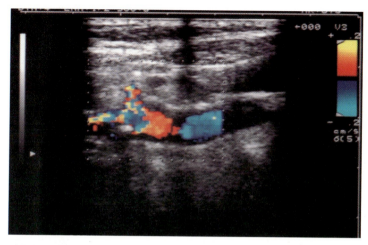

Abb. 16 Farbkodierte Duplexsonographie (FKDS). Darstellung einer mittelgradigen ACI-Abgangstenose mit ausgeprägter intra- und poststenotischer Strömungsstörung (Alias!).

Bei **niedrigem peripheren Widerstand** zeigt sich aufgrund schwacher reflektierter Wellen nach Subtraktion von der Ursprungswelle zwar ein steiler systolischer Anstieg mit diastolischem Abfall, der aber nie die Nullinie erreicht.

Der unterschiedliche periphere Widerstand führt zu unterschiedlichen Kurvenverläufen mit fließendem Übergang.

Zur Abschätzung und Quantifizierung des Gefäßwiderstandes werden aus den Vmax, Vmean und Vmin der Resistance-Index (RI) und der Pulsatilitäts-Index (PI) errechnet (Abb. 17).

> Pulsatilitäts - Index (PI = pulsatility index)
>
> $$PI = \frac{V\,max - V\,min}{V\,mean}$$
>
> Pourcelot - Index (RI = resistence index)
>
> $$RI = \frac{V\,max - V\,min}{V\,max}$$

V max   = höchste syst. Geschwindigkeit
V min   = niedrigste diastol. Geschwindigkeit
V mean = Berechnung des Flächenintegrales unter der Dopplerkurve

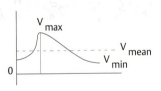 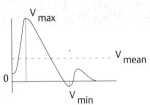

Niedrigwiderstandsgefäße   **Hochwiderstandsgefäße**

| RI < 0,6 ; PI < 2 | RI > 0,8 ; PI > 3 , evtl. negativer „dip" |

z. B.:   A. carotis interna
        Truncus coeliacus
        A. hepatica
        A. lienalis
        A. renalis

z. B.:   A. carotis externa
        Aorta
        A. mesenterica sup.
        A. mesenterica inf.
        Aa. Iliaca Int. et ext.

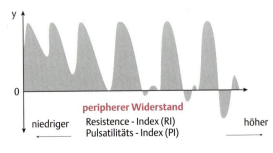

Artefakte

Artefakte sind Schallbilder ohne anatomisches Korrelat. Sie führen daher zu Fehlinterpretationen (z. B. Überschätzung der Stenosen durch schallkopfnahe echoreiche Plaquebildungen). Sie können auch nützlich sein, wie etwa die Schallschatten der Querfortsätze der Halswirbelsäule bei der Suche nach Vertebralarterien. Die Artefakte entstehen auch bei guten Untersuchungsbedingungen. Die Kenntnis der Artefakte und ihre Entstehung ist daher für die Sicherung der Diagnose wichtig.

Wichtige Artefakte bei der farbkodierten Duplexsonographie (FKDS)

1. Schallschattenartefakte: Hinter stark reflektierenden oder absorbierenden Strukturen (Kalk) können die Schallwellen sich nicht weiter ausbreiten, was zu einer echofreien Zone (positiver Schallschatten) führt.

In der farbkodierten Duplexsonographie ist durch den Schallschatten der kalkhaltigen (echoreichen) Plaques die Beurteilung der Stenosen erschwert, da die Strukturen hinter den Schallschatten nicht einfach zu erfassen sind. Dieses Problem kann gelegentlich durch Änderung der Schallkopfposition und Anlotung des Gefäßes aus einer anderen Richtung umgangen werden. Bei ringförmigen, schwer verkalkten Stenosen ist eine direkte Beurteilung meist nicht möglich (Abb. 18. I).

2. Wiederholungsechos (Reverberationen): Sie entstehen durch Mehrfachreflektion zwischen zwei stark reflektierenden Grenzflächen (z. B. Gefäßwände). Es kann zur mehrfachen Ausbildung von Gefäßstrukturen unterhalb des „echten" Gefäßes kommen (Abb. 18. II).

3. Spiegelartefakte: Hinter einer schräg zur Schallausbreitung (z. B. Gefäßwände, Muskelfaszien) stark reflektierenden Struktur kommt es häufig zur Darstellung von „Trugbildern", die durch Änderung der Schallkopfposition (z. B. Kippen) verschwinden oder ihre Lage ändern (Abb. 18. III).

◀ Abb. 17 Berechnung des Pulsatilitäts-Index (PI) und Resistance-Index (RI) zur Abschätzung des peripheren Gefäßwiderstandes. Unten: Darstellung der unterschiedlichen peripheren Gefäßwiderstände (mod. n. B. Widder).

Farbkodierte Duplexsonographie (FKDS)

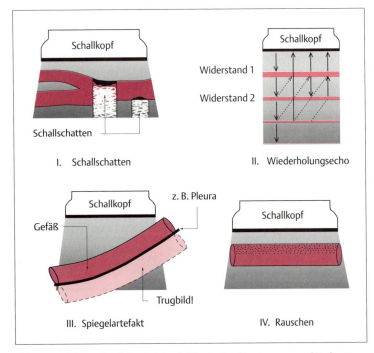

Abb. 18 Wichtige Artefakte bei der farbkodierten Duplexsonographie der Karotiden.

4. Rauschen: Hierbei handelt es sich um die schallkopfnahe Echoverstärkung durch Spannungsschwankungen in diesem Bereich.

Es kommt zur Ausbildung einer milchig-nebligen schallkopfnahen Zone in liquiden Strukturen (z. B. Gefäßen), die mit echoarmer weicher Stenosierung bzw. Thromben verwechselt werden können. Sie verschwinden jedoch durch Änderung der Schallkopfposition (Abb. **18. IV**).

Diagnostischer Untersuchungsgang vor der Duplexsonographie

I) Anamnese bezüglich kardiovaskulärer und zerebrovaskulärer Erkrankung (kardiovaskuläre Risikofaktoren, Medikamente, Paresen?, Sehstörung?, Aphasie?, bekannter Z. n. Herzinfarkt?, bekannte Klappenvitien? etc.);

II) Überprüfung des Pulsstatus. Seitendifferenzen der Kopfpulse können entweder durch eine Stenose der A. carotis externa (oder ihrer Äste) oder seltener durch Kollateralisation einer Karotis zu erklären (duplexsonographische Abklärung!) sein, z. B.: Interna-Stenose (über eine kräftige A. ophthalmica);

III) Orientierende neurologische Untersuchung mit Überprüfung der Sehnenreflexe, grobe Muskelkraft und der Sensibilität jeweils im Seitenvergleich.

IV) Auskultation der supraaortalen Gefäße (infra- und supraklavikulär) in Atemstillage. Hörbarer Karotispuls ist pathologisch, wenn er über die normale Pulsdauer hinausgeht.

Ursachen der Strömungsgeräusche: Stenose oder Fortleitung von einer Stenose, Turbulenzbildung bei hyperdynamischer Kreislaufsituation (z. B. Fieber), AV-Fistel, Anämie etc.

> *Es gilt aber **nicht**, je lauter das Geräusch, um so höhergradiger ist die Stenose.*

Höhergradige filiforme Stenosen der Karotiden sind oft sehr leise oder sogar gar nicht hörbar. Holosystolische Strömungsgeräusche sind fast immer als pathologisch einzustufen und deuten oft eine hochgradige Carotis-interna-Stenose an. Bei Carotis-externa-Stenosen läßt sich häufig ein *lautes rauhes* Geräusch auskultieren.

Aufgrund der sehr unterschiedlichen Geräuschbilder und Mischformen sollte der Auskultationsbefund nur in Verbindung weiterer Diagnostik gedeutet werden.

> Es gilt jedoch: *Jedes verdächtige Geräusch am Hals sollte mittels farbkodierter Duplexsonographie (FKDS) abgeklärt werden.*

Möglichkeiten der verschiedenen sonographischen Verfahren zur Beurteilung pathologischer Veränderungen im Bereich der supraaortalen Gefäße

B-Bild
- Darstellung des *Gefäßlumens* und Vermessung des *Gefäßdurchmessers*
- Beurteilung des *Gefäßverlaufs* und Darstellung der *Seitenäste*
- Darstellung und Beurteilung der *Gefäßwände*
- Beurteilung der *Plaquemorphologie* und Konsistenz
- Beurteilung der *Stenosen* und *Verschlüsse* (sonomorphologisch)
- Suche nach *Thrombenmaterial* und Quellen

Farbkodierte Duplexsonographie (FKDS)
- Nachweis von *Blutfluß*
- Beurteilung der *Flußeigenschaft* (Flußrichtung, Flußgeschwindigkeit, Turbulenzen)
- Lokalisation der *Stenosen* und *Verschlüsse*
- *Gefäßverlauf* und *Gefäßabgänge*
- Unterscheidung zwischen A. carotis interna und externa durch das Flußverhalten

PW-Doppler (PW)
- Darstellung des *Flußspektrums*
- Bestimmung der systolischen und diastolischen *Geschwindigkeiten*
- Beurteilung des Gefäßwiderstandes durch Errechnung der *RI* und *PI*

Technische Voraussetzung und Patientenvorbereitung

Schallkopf
5 – 7,5 MHz

Optimale Geräteeinstellung
klares B-Bild, im FKDS sollte das Gefäßlumen systolisch mit Farbpixeln ohne Aliasing ausgefüllt sein.

Lagerung des Patienten
Rückenlage mit etwas erhöht gelagertem Oberkörper und *Überstreckung* des Kopfes mit Hilfe eines Kissens unterhalb der Schultern, Arme *entspannt* neben dem Körper und entspannte Körperhaltung bei *aufliegendem Kopf, gleichmäßige Atmung* während der Untersuchung und Vermeiden von Schluckakten.

Bei der Untersuchung sollte der *Kopf leicht zur Gegenseite* gedreht sein. Schallkopfführung nur mit *leichtem Druck*.

Geräteeinstellung

Die optimale Geräteeinstellung ist Voraussetzung für die korrekte Befunderhebung. Es empfiehlt sich daher, vor jeder Untersuchung die entsprechenden Parameter zu überprüfen und einzustellen (nur bei der CW-Sonde gibt es eine Standardeinstellung).

Ein falsch eingestelltes Gerät führt häufig bei nicht erfahrenen Untersuchern zu Fehlinterpretationen.

Folgende Parameter sollten vor einer FKDS-Untersuchung berücksichtigt werden.

I) **Auswahl des Schallkopfes**
   5 MHz, 7,5 MHz

II) Optimale **B-Bildeinstellung**
   a) Sendeenergie gering halten
   b) Gesamtverstärkung (= Gain) und Tiefenausgleich im oberen Bereich halten
   c) Untersuchungstiefe, Bildausschnitt und Vergrößerung einstellen
   d) Fokuszone einstellen

III) **Wandfilter** anpassen

IV) Farbdopplerverstärkung (**Farb-Gain**) so einstellen, daß gerade keine Farbe außerhalb des Gefäßes zur Erscheinung kommt. Bei zu niedriger Einstellung kommt es zu unvollständiger Flußdarstellung. Bei zu hoher Einstellung kommt es zum Farbsignal auch außerhalb des Gefäßlumens.

V) Geschwindigkeit nach dem zu erwartenden Frequenzspektrum einstellen.

VI) Maximal erfaßbare Frequenzen können abhängig von Schallkopffrequenz und **Tiefeneinstellung** erhöht werden.

VII) Zur Vermeidung von „Aliasing" sollte die Pulswiederholungsrate (Puls Repetition Frequency, PRF) doppelt so hoch eingestellt werden wie die zu erfassende maximale Geschwindigkeit.

VIII) Die **Einfallswinkel** des PW- und CW-Dopplers sollen durch Kippung des Schallkopfes und elektronisch gesteuerte Winkelkorrektur so klein wie möglich gehalten werden (Winkelkorrektur nachregeln).

IX) **Farbfenster** möglichst klein halten und Farbfensterkippwinkel anpassen.

X) Durch „**Nullinienverschiebung**" ist eine Erweiterung des Meßbereiches des Dopplers möglich und somit ein „Alias-Effekt" zu umgehen.

Ablauf der Untersuchung

Darstellung der Aa. carotis

Nach optimaler Geräteeinstellung und Lagerung des Patienten Beginn mit der Darstellung der A. carotis communis im anterolateralen Längsschnitt (von kaudal nach kranial). **Kontinuierliche** Bewegung des Schallkopfes nach kranial Richtung Bulbus und Karotisgabel. Anschließend Darstellung der Bifurkation mit beiden Ästen (Abb. 19).

Immer vor dem Einschalten des FKDS im B-Bild-Modus die Gefäßwände und das Lumen beurteilen.

Bei Plaquebildungen die Plaquemorphologie im Längsschnitt und Querbild dokumentieren. Auf der rechten Seite ist häufig der Abgang der A. carotis communis aus dem Truncus brachiocephalicus gut erfaßbar.

Die Darstellung des Karotisabganges links ist aus anatomischen Gründen selten realisierbar.

Nach Darstellung der Karotisbifurkation verfolgt man die A. carotis interna und externa. Die A. carotis interna liegt meist dorso-lateral und die A. carotis externa liegt in der Regel medial (s. Abschn. Anatomie und Topographie, S. 4). Die A. carotis interna läßt sich durch Lage, stärkeres Kaliber und fehlende Seitenäste schon im B-Bild von der Externa unterscheiden. Die Differenzierung im Doppler und Farbduplex gelingt jedoch sehr leicht (Tab. 1). Die Untersuchung der Karotiden sollte sowohl in der longitudinalen als auch in der transversalen Schnittebene erfolgen (Abb. 19–23).

Tab. 1 Unterscheidung zwischen der A. carotis interna und externa nach duplexsonographischen Kriterien

Lage und Verlauf	ACE meist medial ACI meist dorso-lateral
Kaliber	ACI meist größer als ACE
Gefäßabhänge und Seitenäste	in der Regel nur bei ACE
Flußspektrum	ACI Niedrigwiderstandsgefäß ACE Hochwiderstandsgefäß mit höherer Pulsatilität (Start-Stop-Phänomen)

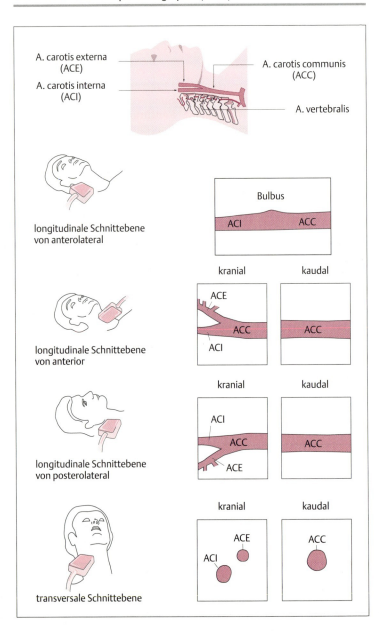

Ablauf der Untersuchung 39

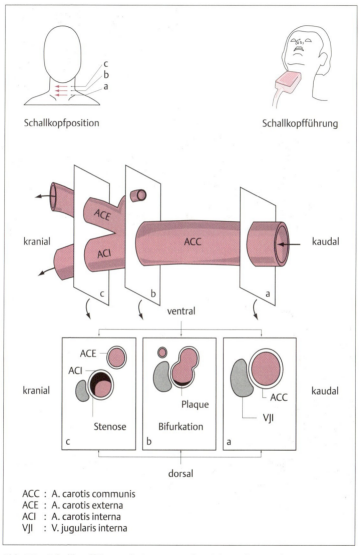

Abb. 20 Schallkopfführung bei transversalen Schnittebenen der Karotisstrombahn (mod. n. Heusler et al.).

◀ Abb. 19 Typische Schallkopfführung bei der farbkodierten Duplexsonographie (FKDS) der Karotiden.

40 Farbkodierte Duplexsonographie (FKDS)

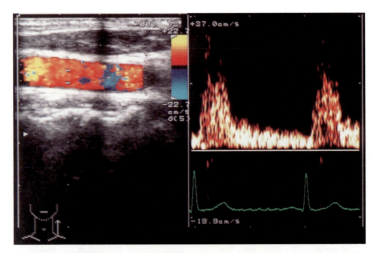

Abb. 21 Farbduplexsonographische Darstellung der A. carotis communis links mit simultaner Puls-Doppler-Ableitung (Normalbefund).

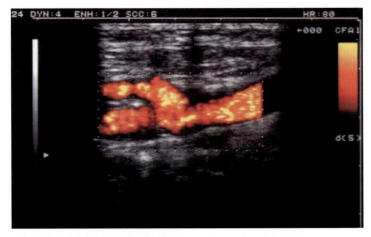

Abb. 22 Farbduplexsonographische Darstellung der A. carotis communis (rechts). A. carotis interna (dorsal) und A. carotis externa (ventral). Keine klinisch relevanten Stenosen (longitudinale Schnittebene von anterior).

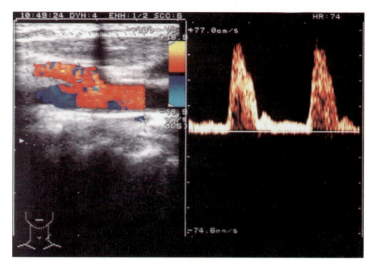

Abb. 23 Farbduplexsonographische Darstellung der Karotisbifurkation (links) mit PW-Doppler-Ableitung einer normalen ACE-Strömung.

Darstellung der Aa. vertebralis

Die Darstellung der Vertebralarterien erfolgt im Längsschnittbild. Hierbei wird aufgrund der etwas niedrigeren Flußgeschwindigkeit und der tiefen Lage des Gefäßes die Geräteeinstellung entsprechend angepaßt. Die Schallkopfposition ist parallel zur Schallkopfposition der Untersuchung der Karotiden. Diese erreicht man durch eine geringe Verschiebung des Schallkopfes nach lateral und leichtes Kippen nach medial. Nach Darstellung der Querfortsätze der Halswirbelkörper sieht man die intertransversal verlaufende A. vertebralis. Die A. vertebralis weist häufig Knick- und Schlingenbildung an ihrem Abgang auf. Bei Hypoplasie des Gefäßes kommt es zur kompensatorischen Hyperplasie der Gegenseite.

42 Farbkodierte Duplexsonographie (FKDS)

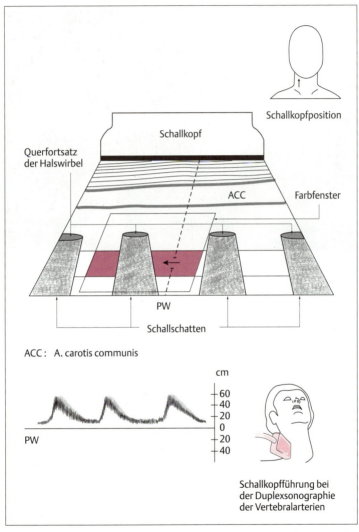

Abb. 24 Farbduplexsonographische Darstellung der A. vertebralis mit simultaner PW-Doppler-Aufzeichnung des Flußspektrums (Normalbefund).

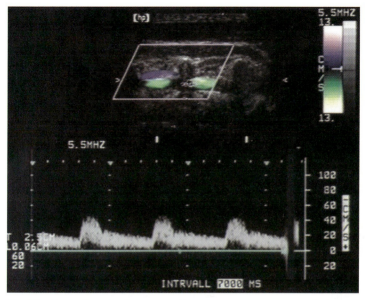

Abb. 25 Farbkodierte Duplexsonographie der Arteria (rot) und Vena (blau) vertebralis. PW-Dopplerspektrum der A. vertebralis.

Duplexsonographischer Normalbefund der Arteria carotis

Der Durchmesser der Arteria carotis communis bleibt bis zum Bulbus caroticus konstant. Im Dopplerflußspektrum läßt sich ein Flußspektrum vom „Mischtyp" nachweisen. Dieses Flußmuster kommt durch unterschiedlich zu versorgende Endorgane (Parenchym-Organe wie z. B. Gehirn, Schilddrüse und Muskeln) zustande. Der Anteil der Parenchymorgane ist jedoch größer. Daher entsteht ein pulsatiles Flußmuster mit positivem diastolischen Fluß.

In der farbkodierten Duplexsonographie (FKDS) zeigt sich eine identische Farbe in der Systole und der Diastole (abhängig von der Schallkopfposition – Flußrichtung zum Schallkopf hin bzw. weg vom Schallkopf in Rot oder Blau) mit Änderung der Helligkeit pulszyklusabhängig.

Der Bulbus mit Übergang in die Bifurkation weist eine Erweiterung des Gefäßlumens auf. Es kommt zu einer Verlangsamung des Blutflusses durch größeren Gefäßquerschnitt und leicht geänderte Flußrichtung. Es zeigt einen spiraligen Verlauf und weist nicht selten retrograde Flußanteile auf.

In der farbkodierten Duplexsonographie (FKDS) äußert sich dies durch Abnahme der Farbhelligkeit. Im Flußspektrum der PW-Doppler läßt sich eine Abnahme der maximalen Geschwindigkeit nachweisen. Zusätzlich zeigt sich durch randständige Flußseparation und Randstrudel häufig eine Farbumkehr (blau → rot oder rot → blau).

Diese „Flußumkehr" ist meist nur systolisch nachzuweisen und zeigt größere interindividuelle Schwankungen. Der Ort dieser „physiologischen Randstrudel" ist Prädilektionsort für das Auftreten von arteriosklerotischen Plaquebildungen. Daher gilt das Fehlen von „randständiger Flußumkehr" als indirekter Hinweis für eine beginnende arteriosklerotische Plaquebildung im Karotisbulbus.

Die Aa. carotis externa und interna lassen sich doppler- und farbkodiert-duplexsonographisch sicher voneinander unterscheiden (s. Tab. 1). Die A. carotis externa ist aber ein Hochwiderstandsgefäß mit entsprechendem Flußmuster, das diastolisch die Nullinie erreicht und sogar einen kurzen „Rückfluß" unterhalb der Nullinie aufweist. In farbkodierter Duplexsonographie (FKDS) zeigt sich diastolisch kein Farbsignal im Bereich des Gefäßlumens (Start-Stop-Phänomen der Carotis externa).

Die A. carotis interna weist ein Flußmuster des Niedrigwiderstandsgefäßes mit kontinuierlicher Strömung und deutlich positivem diastolischen Fluß auf.

Weitere sonomorphologische Unterscheidungskriterien sind die Gefäßweite und der Verlauf. Aa. carotis interna und externa sind meist aus anatomischen Gründen duplexsonographisch nicht simultan darzustellen.

Eine simultane Darstellung der beiden Gefäße bietet daher auch keine wesentliche Zusatzinformation. Die Strömung der A. carotis interna wird möglichst 1–2 cm kranial des Gefäßabganges untersucht, damit das typische Flußspektrum des Gefäßes erfaßt wird.

Die A. carotis interna gibt oberhalb der Bifurkation keine Äste ab. Die A. carotis externa weist dagegen mehrere Seitenäste auf und zeigt in ihrem Verlauf eine Reduktion des Gefäßdiameters.

Die A. vertebralis ist aus anatomischen Gründen nur diskontinuierlich zugänglich. Sie ist abschnittsweise zwischen den Querfortsätzen der Halswirbel erfaßbar. Das Flußmuster entspricht dem Flußmuster eines Niedrigwiderstandsgefäßes (Parenchymtyp), jedoch mit niedriger maximaler Geschwindigkeit im Vergleich zur A. carotis interna. Im Farbduplex läßt sich also ein kontinuierlicher Fluß nachweisen, der abhängig von Schallkopfposition in Rot oder Blau erscheint.

Arteriosklerotische Plaquebildung und Stenose im Bereich der Karotiden

Prädilektionsorte der arteriosklerotischen Plaquebildung sind an Gefäßaufzweigungen (z. B. Karotisbifurkation) und stark gekrümmten Gefäßabschnitten (s. Abb. 26).

Hämodynamische Veränderungen durch pathologische Flußbeschleunigungen und poststenotische Wirbelbildungen lassen sich bereits bei mäßiggradigen Stenosen nachweisen (Abb. 27 u. 28).

- Klinisch relevant sind jedoch die Stenosen, die zu einer deutlichen Reduktion des Flußvolumens führen. Dies geschieht nach einer Lumenreduktion von ca. 70%.

Die klinische Relevanz ist aber zusätzlich von kompensatorischen Mechanismen abhängig (Abb. 29).

Die Kompensationsmechanismen (z. B. Kollateralisation Externa→Interna) können durch Kreislaufdysregulation erschöpft werden und klinische Symptomatik auslösen.

Progrediente Thrombenbildungen im Bereich einer nicht-relevanten Stenose können ebenfalls zur raschen Lumenreduktion, ja sogar bis zum Verschluß des Gefäßes, führen (s. Tab. 2).

Tab. 2 Die klinische Relevanz der Stenosen im Bereich der extrakraniellen hirnversorgenden Arterien hängt von folgenden kompensatorischen Faktoren ab

I. Kollateralisation über A. carotis externa

II. Fluß der Kollateralgefäße

III. Funktionslage Circulus Willisii

IV. Autoregulationsmechanismus der zerebralen Perfusion durch Gefäßdilatation in der Diastole

46 Farbkodierte Duplexsonographie (FKDS)

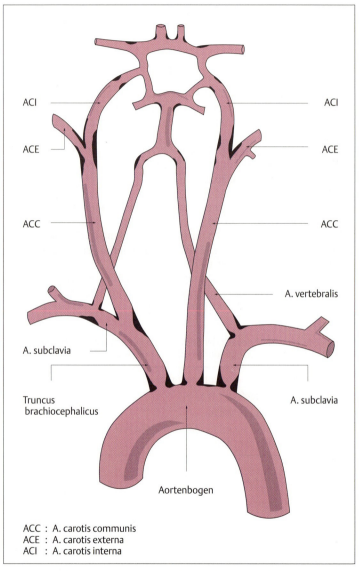

ACC : A. carotis communis
ACE : A. carotis externa
ACI : A. carotis interna

Abb. 26 Prädilektionsorte der arteriosklerotischen Plaquebildung im Bereich der supraaortalen hirnversorgenden Gefäße. Mod. n. Duus, P.: Neurologisch-topische Diagnostik. Thieme, Stuttgart 1990.

Arteriosklerotische Plaquebildung im Bereich der Karotiden

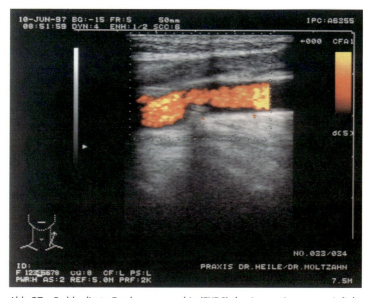

Abb. 27 Farbkodierte Duplexsonographie (FKDS) der A. carotis communis links mit Darstellung einer echoreichen stenosierenden Plaquebildung kranial des Bulbus caroticus.

48 Farbkodierte Duplexsonographie (FKDS)

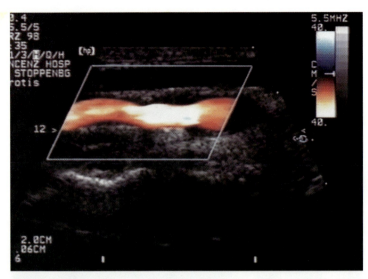

Abb. 28 Farbduplexsonographische Darstellung einer lokalen Flußbeschleunigung (ACI-Abgang) ohne Nachweis einer relevanten Stenosierung bei weichem Plaque im B-Bild (Längsschnittbild).

Arteriosklerotische Plaquebildung im Bereich der Karotiden 49

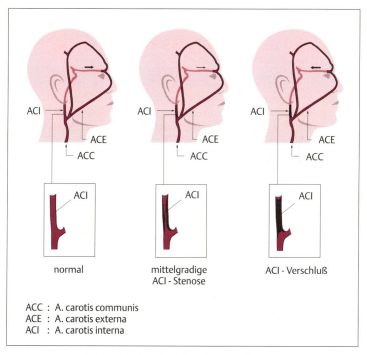

Abb. 29 Kollateralisation (Externa → Interna) bei hochgradigen Stenosen und Gefäßverschlüssen.

Stenosegrad

Geringgradige arteriosklerotische Veränderungen ohne hämodynamische Auswirkung

Die Messung der Intima-Media-Dicke (IMD) an der A. carotis communis gilt als eine anerkannte Untersuchungsmethode zur Beurteilung früharteriosklerotischer Gefäßveränderungen (Arteriosklerose-Screening). Ferner besteht ein signifikanter Zusammenhang zwischen arteriosklerotischer Plaquebildung der Aorta thoracalis und der A. carotis (Abb. 30).

Umschriebene Plaquebildung mit glatter Oberfläche und stufenlosem Übergang zu normalen Wandanteilen, Frühmanifestation überwiegend im Bereich des Karotisbulbus, eine leichte Wandverdickung und Fehlen von Randstrudeln sprechen für eine geringgradige arteriosklerotische Veränderung der Karotiden. Farbduplexsonographisch (FKDS) läßt sich oft noch keine pathologische Flußveränderung nachweisen (Abb. 31–33).

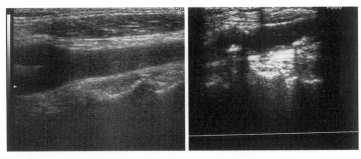

Abb. 30 Darstellung der A. carotis und Bifurkation im B-Bild.
Links: Normalbefund.
Rechts: Deutliche arteriosklerotische Veränderung mit echoreicher stenosierender Plaquebildung und dorsalen Schallschatten im Bereich der A. carotis communis und A. carotis interna.

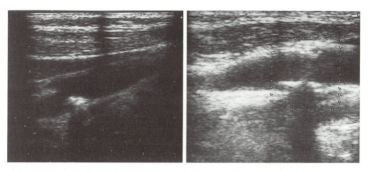

Abb. 31 Links: Echoreiche stenosierende Plaquebildung im Abgang der A. carotis interna.
Rechts: Echoreiche flache Plaquebildung im Bulbus caroticus ohne Lumenreduktion (Schallschatten).

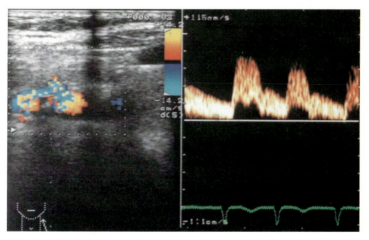

Abb. 32 Farbduplexsonographie mit simultaner PW-Doppler-Ableitung einer mittelgradigen ACI-Stenose. „Konfetti-Effekt" durch gestörte Strömung.

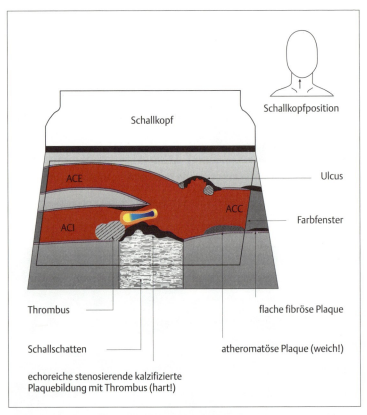

Abb. 33 B-Bild und FKDS-Darstellung unterschiedlicher Plaque-Formen mit und ohne Stenosierung. Progrediente Thrombenbildung kann zur raschen Lumenreduktion im Bereich einer noch nicht relevanten Stenose führen.

Höhergradige arteriosklerotische Veränderungen mit Lumenreduktion

Diese führen zur Veränderung des Flußmusters durch intrastenotische Flußbeschleunigungen, poststenotische Randstrudel und Flußseparationen. Die genaue Beurteilung einer Stenose sollte möglichst in Quer- und Längsschnittebenen erfolgen. Die planimetrische Messung der Öffnungsfläche einer Stenose zur Errechnung des Stenosegrades kann nur im Querschnittbild durchgeführt werden (Abb. **34, 35**).

Mittels Kontinuitätsgleichung läßt sich die Öffnungsfläche einer Stenose durch Dopplersonographie feststellen. Die Korrelation der systolischen intrastenotischen Spitzengeschwindigkeit (SSG) mit dem Stenosegrad ist höher als die Analyse der poststenotischen Spektralveränderungen (Tab. **3**).

Die simultane Darstellung der Gefäße im B-Bild und im Farbduplex-Sonogramm ermöglicht eine schnelle Diagnostik einer Stenose. Die Analyse von Gefäßwand und Plaquematerial ist ebenfalls realisierbar. Die Quantifizierung der Stenosen erfolgt durch Anwendung von PW-Dopplerfrequenzanalyse (Abb. **36 – 38**).

Tab. 3 Duplexsonographische Kriterien zur Einschätzung des Stenosegrades der A. Carotis interna (n. Scheffler et al.); aus: Dtsch. med. Wschr. 121 (1996) 765 – 768

lokaler Stenosegrad (%)	Stenose-Quantifizierung	amerikanische Kriterien (nach Faught et al.): Flußgeschwindigkeit (cm/s)	deutsche Kriterien (nach Hennerici und Neuerburg-Heusler): Spitzenfrequenz (kHz)
< 40	geringgradig	SSG < 130	SSF < 3,5
40 – 69	mittelgradig	SSG > 130 EDG < 100	SSF 3,5 – 8
70 – 99	hochgradig	SSG > 130 EDG > 100	SSF > 8
100	Verschluß	kein Fluß	kein Frequenz-Shift

SSG = systolische Spitzengeschwindigkeit
SSF = systolische Spitzenfrequenz
EDG = enddiastolische Geschwindigkeit

54 Farbkodierte Duplexsonographie (FKDS)

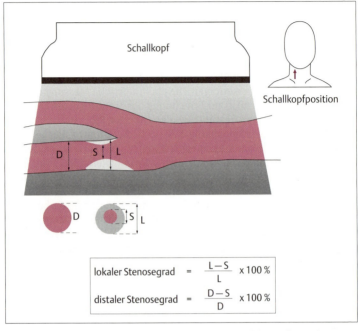

Abb. 34 Lokaler und distaler Stenosegrad (mod. n. Widder et al. 1986).

Arteriosklerotische Plaquebildung im Bereich der Karotiden 55

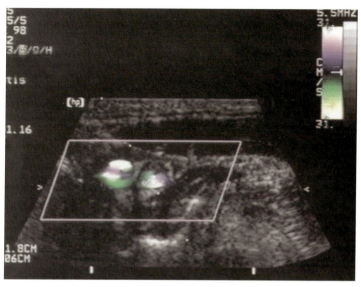

Abb. 35 Farbduplexsonographie (FKDS) einer hochgradigen Abgangsstenose (Alias-Effekt) der ACI (links) und ACE (rechts) im Querschnitt.

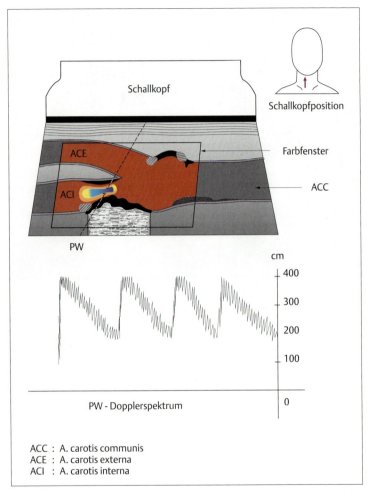

Abb. 36 Schematische Darstellung einer hochgradigen ACI-Stenose in der farbkodierten Duplexsonographie (FKDS) und simultanen PW-Doppler-Ableitung. Systolische Spitzengeschwindigkeit > 400 cm/s, enddiastolische Geschwindigkeit ca. 200 cm/s.

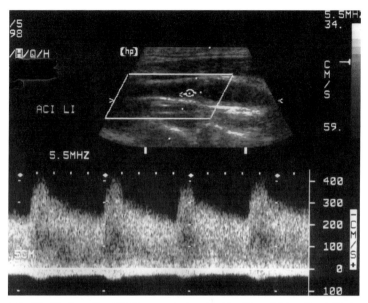

Abb. 37 Hochgradige ACI-Abgangsstenose (weiche Plaquebildung!) mit Nachweis von pathologischer Flußbeschleunigung im PW-Flußspektrum. Systolische Spitzengeschwindigkeit (SSG) > 400 cm/s, enddiastolische Geschwindigkeit (EDG) > 250 cm/s.

58 Farbkodierte Duplexsonographie (FKDS)

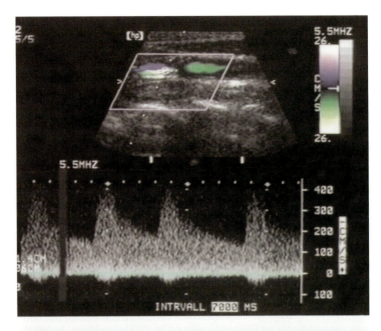

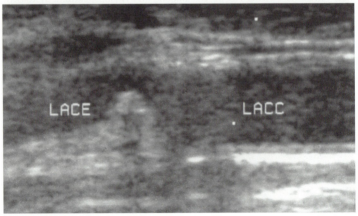

Meistens beobachtet man Stenosen im Abgangsbereich der A. carotis interna. Bei ausgeprägten arteriosklerotischen Veränderungen läßt sich gelegentlich eine Einbeziehung des Externa-Abganges feststellen (Abb. **39**). Sollte aus anatomischen und plaquemorphologischen Gründen, z. B. bei schallkopfnahen echoreichen Plaques, die direkte Darstellung eines Gefäßabschnittes nicht gelingen, so schließt ein normaler Fluß distal dieses Bereiches eine relevante Stenose weitgehend aus. Bei der Beurteilung der Stenosen ist ein Seitenvergleich unter der Voraussetzung eines Normalbefundes auf der kontralateralen Seite von Vorteil.

Ein kompletter Gefäßverschluß ist durch das Fehlen des intraluminären Doppler- und Farbduplexsignales nachzuweisen. Im B-Bild ist das Gefäßlumen echoarm dargestellt (meist thrombotisch ausgefülltes Lumen). Bei alten Verschlüssen – aufgrund der narbigen Umbauprozesse und Schrumpfung des Gefäßes – markieren nur die echoreichen Verkalkungen das Gefäß.

Eine „Internalisierung" des Flußspektrums der A. carotis externa kommt durch Carotis-interna-Verschluß und gute Externa-Interna-Kollateralisation zustande (Abb. **40**). Die Änderung des Flußspektrums ist auf eine Veränderung des peripheren Widerstandes zurückzuführen. Hier finden aufgrund des veränderten Flußmusters zur Erkennung des Gefäßes (ACE) weitere Parameter (Seitenäste, Flußmuster der Seitenäste, Lage der Seitenäste) Anwendung.

Eine Kollateralisation der A. carotis communis kann über Externa-Externa-Verbindung erfolgen. Hierbei kann ein ausreichender Fluß im Bereich der ACI über eine retrograd gefüllte A. carotis externa gewährleistet sein (Abb. **41**).

◂ Abb. **38** Farbduplexsonographische Darstellung einer hochgradigen ACI-Abgangsstenose (Alias-Effekt). Unten: PW-Doppler-Ableitung der pathologischen Flußbeschleunigung. Systolische Spitzengeschwindigkeit (SSG) > 400 cm/s, enddiastolische Geschwindigkeit (EDS) 160 cm/s.

◂ Abb. **39** Darstellung einer mittelgradigen A.-carotis-externa-(ACE-)Stenose links im B-Bild.

Abb. **40** Unterschiedliches Flußverhalten im Bereich der Karotiden bei leichter ▸ bis hochgradiger Stenosierung. Unten rechts: Vertebralisfluß bei Subclavian-Steal-Phänomen.

60 Farbkodierte Duplexsonographie (FKDS)

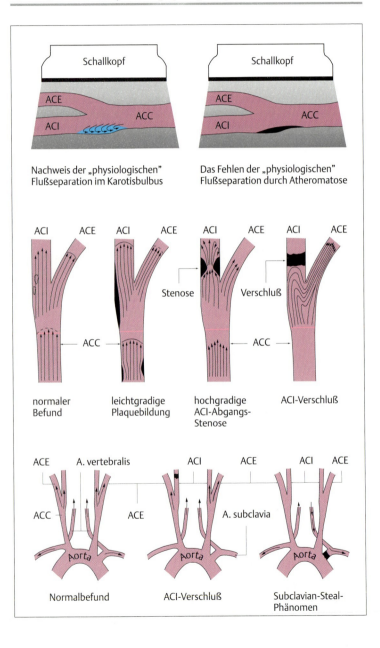

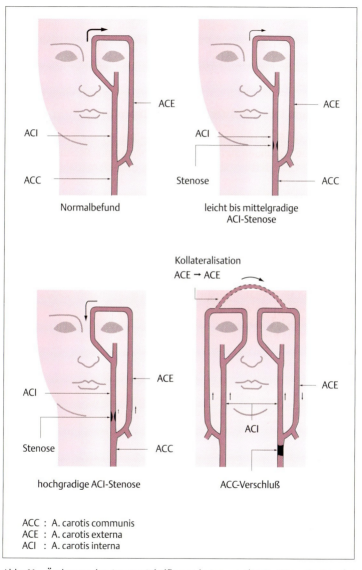

Abb. **41** Änderung des Augenwinkelflusses bei progredienter Stenosierung der A. carotis interna. Unten rechts: Flußrichtungsänderung im Bereich der ACE li. bei ACC-Verschluß und Externa → Externa-Kollateralisation.

Arteriosklerose kann sich auch in Form von Gefäßelongationen und Ektasien äußern. Hier läßt sich ebenfalls durch Duplexsonographie (FKDS) eine zuverlässige Aussage bezüglich der hämodynamischen Auswirkung und zusätzlichen Stenosen treffen. Die Untersuchung erfolgt aufgrund des geschlängelten Verlaufes in unterschiedlichen modifizierten Ebenen.

Stenose und Verschluß der Arteria vertebralis

Aufgrund der nicht kontinuierlichen Darstellbarkeit dieses Gefäßes finden hier die indirekten Stenosekriterien Anwendung. Bei unterschiedlichem Flußverhalten im Seitenvergleich muß differentialdiagnostisch auch an eine proximale Stenose (z. B. Abgangsstenose) oder Hypoplasie des Gefäßes (häufig) sowie eine kompensatorische Hyperplasie der Gegenseite gedacht werden. Weitere anatomische Normvarianten können ebenfalls eine seitendifferente Strömung verursachen (Abb. **42**).

Eine fehlende Turbulenz im gesamten Verlauf der A. vertebralis und Nachweis von homogenem Fluß schließt eine Stenosierung weitgehend aus. Beim Verschluß der A. vertebralis läßt sich im gut dargestellten Gefäßabschnitt im B-Bild kein Fluß nachweisen. Hier sollte man die Empfindlichkeit des Gerätes entsprechend einstellen, damit schwache Impulse dokumentiert werden.

Stenose und Verschluß der Arteria vertebralis **63**

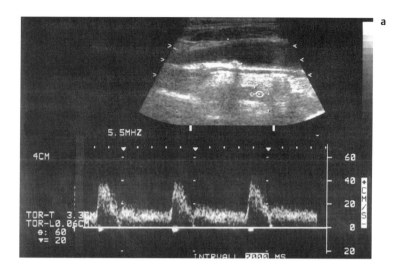

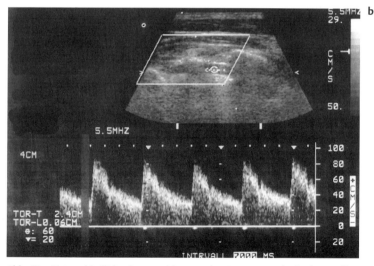

Abb. **42** Unterschiedliche Strompulskurven der Arteria vertebralis (Normalbefund). Oben: A. vertebralis sin., unten: A. vertebralis dex., Nebenbefund: Plaquebildung im Karotisbulbus.

Weitere Indikationen der Duplexsonographie in der Halsregion

1. Diagnostik der Gefäßdissektion (spontan, traumatisch)
2. Aneurysma und Ektasie der Halsgefäße
3. AV-Fistel und Aneurysma spurium (posttraumatisch, iatrogen) führt zur Verminderung der Pulsatilität durch herabgesetzten peripheren Widerstand.
4. Zervikale Thromben und Metastasen
5. Thromben der V. jugularis interna (z. B. iatrogen n. ZVK)
6. Glomus-caroticus-Tumor
7. Nachweis eines Subclavian-steal-Syndromes (Abb. **40**)
8. Arteriosklerose-Screening durch Bestimmung der Intima-Media-Dicke (IMD)
9. Verlaufskontrolle nach Interventionen an Karotisstenosen (PTA + Stentimplantation, OP)

Angiographie und farbkodierte Duplexsonographie im Vergleich

Farbkodierte Duplexsonographie (FKDS)	Angiographie
⊕ Darstellung der Gefäßwände und Lumen	⊖ Nur Darstellung des perfundierten Lumens
⊖ Schnittbilddarstellung (Ausnahme Sie scape®)	⊕ Kontinuierliche Darstellung
⊖ Keine Strahlenbelastung, daher für Arteriosklerose-Screening geeignet (beliebig wiederholbar)	⊖ Strahlenbelastung
⊖ Untersucherabhängig	⊕ Weniger untersucherabhängig
⊖ Eingeschränkte Beurteilbarkeit der aortenbogennahen und schädelbasisnahen Stenosen	⊕ Keine Einschränkung der Beurteilbarkeit durch anatomische Variationen
⊖ Eingeschränkte Beurteilbarkeit der Stenosen im Vertebralisströmungsgebiet	⊕ Bessere Beurteilung der Stenosen im Bereich der A. vertebralis
⊕ Methode der Wahl zur Verlaufskontrolle der Progredienz oder Regression von Karotisveränderungen und postoperativen bzw. postinterventionellen Verlaufs-Kontrolle	⊖ Schlechte Beurteilung der gering- bis mittelgradigen Stenosen, besonders im Bulbus
⊕ Bessere Beurteilung bei geringgradigen Wandveränderungen und Läsionen als potentielle Streuquelle von Embolien	⊕ Bessere Beurteilung bei stark verkalkter subtotaler Internastenose
⊕ Beliebig wiederholbar, risikolos	⊕ Thromembolisches Risiko ca. 2%

Interventionen an Karotisstenosen – Perkutane transluminale Ballonangioplastie und Stentimplantation

Thomas Schiele, Rainer Jacksch, Essen

Ein Schlaganfall stellt in den westlichen Industrieländern die dritthäufigste Todesursache und die häufigste Ursache schwerer Invalidität dar. Die hohe Inzidenz apoplektischer Insulte von 330 pro 100 000 Einwohner und Jahr in den alten Bundesländern Deutschlands und von 249 pro 100 000 Einwohner und Jahr in den USA verdeutlicht die Bedeutsamkeit dieser Erkrankung. Verursacht wird diese meistens durch eine in der Nähe der Karotisbifurkation befindliche atherosklerotische Stenosierung. Der klinische Nutzen einer Thrombendarteriektomie bei Stenosen der supraaortalen extrakraniellen Gefäße konnte anhand mehrerer großer Untersuchungen zweifelsfrei gezeigt werden. Die Indikation besteht bei höher- bis hochgradigen Stenosen und symptomatischem Patienten sowie bei hochgradigen Stenosen bzw. rasch progredienten Stenosen ab einem Stenosegrad von 60% und asymptomatischem Patienten (Tab. 4). Eine Verringerung zerebrovaskulärer Ereignisse bei operativem Vorgehen läßt sich allerdings nur bei niedriger perioperativer Komplikationsrate erzielen, hier wird von der American Heart Association derzeit eine maximale Inzidenz zerebrovaskulärer Ereignisse von 3–6% gefordert. Darüber hinaus bestehen in den großen Studien insofern Grenzen, als ausschließlich chirurgisch leicht erreichbare Stenosen und nur Patienten ohne wesentliche Begleiterkrankungen aufgenommen wurden. Die perkutane transluminale Angioplastie, und hier insbesondere die Stentimplantation der extrakraniellen hirnversorgenden Arterien, bietet hinsichtlich einer erweiterten Indikationsstellung, der primären Erfolgsrate und dem Langzeitverlauf vielversprechende Therapieansätze. In Tab. 5 sind differentialtherapeutische Entscheidungskriterien aufgeführt. Nachdem Tierversuche erfolgreich gewesen waren, wurde die erste Ballonangioplastie an Karotiden vom Menschen bereits 1980 durchgeführt. In der Folgezeit wurden verschiedene nichtkontrollierte Studien durchgeführt, die gute Ergebnisse der Karotisangioplastie dokumentieren konnten, ohne jedoch der chirurgischen Intervention eindeutig überlegen zu sein. Die Befürchtung, durch die Karotisangioplastie eine embolisch oder durch einen dissektionsinduzierten Gefäßverschluß bedingte zerebrale Ischämie zu verursachen, ver-

Tab. 4 Gesicherte Indikationen für eine Intervention an einer Karotisstenose

höher- bis hochgradige Stenosen bei symptomatischem Patienten (ipsilaterales Ereignis)

hochgradige Stenosen bei asymptomatischem Patienten

rasch progrediente Stenosen ab einem Stenosegrad von 60%

Tab. 5 Entscheidungskriterien für chirurgische oder kathetergestützte Karotisintervention

Karotischirurgie	Karotisangioplastie
– bulbusnahe Stenosen	– jedwede Stenoselokalisation
– komplexe Stenosemorphologie	– einfachere Stenosemorphologie
– tortuoser Gefäßverlauf	– geradere Stenosekonfiguration
– Leistenpunktion nach Judkins nicht möglich	– keine schwerwiegende pAVK
– schweres Kinking der Aorta/Beckengefäße	– regelrechter Verlauf der großen Gefäße
– jüngere Patienten in gutem Allgemeinzustand	– ältere, auch limitierte Patienten
– geringe Komorbidität	– höhere Komorbidität
– niereninsuffiziente Patienten (Kontrastmittel)	– nur weitgehend nierengesunde Patienten

hinderte zudem eine weite Verbreitung dieser Methode. Einen neuen Ansatz zur Lösung des Problems bietet möglicherweise die kombinierte Ballonangioplastie und Stentimplantation. Hierüber liegen in der Literatur erst seit 3 Jahren Ergebnisse vor. Über das bisher größte Kollektiv wurde von Roubin et al. berichtet. An 152 Karotiden wurden 210 Stents bei primären Stenosen implantiert. Die Komplikationsrate betrug 1,3%, die Restenoserate nach 6 Monaten lag bei 4,9%. Auch für eine Stentimplantation bei Rezidivstenosen wird eine sehr günstige primäre Erfolgsrate (100%), eine niedrige periprozedurale Komplikationsrate (4%) und eine sehr niedrige Restenoserate (0%) angegeben. Hier ist jedoch die geringe Fallzahl (22 Patienten, 25 Gefäße) kritisch anzumerken.

Methodik

Zur Erhebung des Status des Patienten vor dem Eingriff werden neben den für eine Angioplastie routinemäßig zu erhebenden Befunden (Anamnese, körperliche Untersuchung, Ruhe-EKG, Röntgen-Thorax, gegebenenfalls eine exaktere Evaluation des internistischen/kardiologisch-angiologischen Status, Laboruntersuchungen einschließlich Blutbild, plasmatische Gerinnung, Serumchemie) eine fachneurologische Untersuchung, eine Computertomographie des Schädels, eine Duplexsonographie und eine Angiographie der hirnversorgenden extrakraniellen Gefäße durchgeführt. Abb. **43** zeigt eine Spektrumanalyse des gepulsten Dopplers einer hochgradigen Stenose der Arteria carotis interna, Abb. **44/45** zeigen die entsprechende angiographische und farbkodierte duplexsonographische (FKDS) Darstellung einer hochgradigen, kurzstreckigen, exulzerierten Stenose der bulbusnahen Arteria carotis interna.

Vor der Intervention werden die Patienten mit 100 mg Acetylsalicylsäure (z. B. Aspirin®) täglich vorbehandelt, drei Tage vor dem Eingriff erfolgt die Einstellung auf 250 mg Ticlopidin (z. B. Tiklyd®) zweimal täglich.

Zur Karotisangioplastie wird der arterielle Zugang üblicherweise transfemoral über eine 8-French-Schleuse gewählt. Zur Thromboemboliprophylaxe werden 7500 I.E. Heparin verabreicht. Die betroffene Seite der A. carotis externa wird zuerst sondiert. Zunächst werden ein 260 cm langer Führungsdraht und ein rechter Judkins-Katheter eingeführt, anschließend ein 8-F-Multipurpose-Führungskatheter bis kurz vor der Karotisbifurkation plaziert. Es erfolgt die angiographische Darstellung der Karotiden in zwei Ebenen, in der Projektion mit dem höchsten Stenosegrad („most severe view") wird die Stenosequantifizierung im Vergleich zum distalen Referenzsegment biplan vorgenommen. Mittels eines koronaren 0,018-Inch-Führungsdrahtes wird alsdann die stenosierte A. carotis interna sondiert. Die Vordilatation erfolgt mit Hilfe eines in der interventionellen Kardiologie üblichen Ballons über wenige Sekunden. Anschließend wird der zuvor auf einen Ballon montierte Stent rasch eingewechselt und mit primär niedrigen Inflationsdrucken über wenige Sekunden implantiert. Abb. **46** zeigt den inflatierten Ballon mit montiertem Stent, Abb. **47a** den Stent in situ. Die endgültige Stentexpansion erfolgt durch ein- bis mehrfache Nachdilatation. Abb. **47b** zeigt das angiographische Endergebnis nach Stentimplantation, die Stentexpansion ist im Vergleich zur distalen Referenz adäquat, es ist keine Reststenose erkennbar, das Gefäß erscheint gestreckt (Abb. **48**). Die Schleuse wird nach weitgehender Normalisierung der aPTT ent-

Methodik **69**

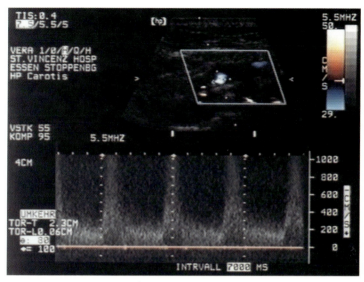

Abb. **43** Farbkodierte Duplexsonographie (FKDS) und PW-Dopplerspektrum einer hochgradigen ACI-Stenose mit hochpathologischer Flußbeschleunigung. Systolische Spitzengeschwindigkeit (SSG) > 1000 cm/s, enddiastolische Geschwindigkeit > 250 cm/s.

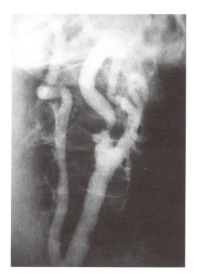

Abb. **44** Angiographische Darstellung einer hochgradigen kurzstreckigen, exulzerierten Stenose vor der geplanten Stentimplantation.

70 Interventionen an Karotisstenosen

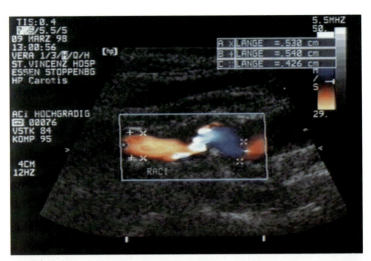

Abb. 45 Farbduplexsonographische Darstellung einer hochgradigen ACI-Stenose rechts. Ausmessung der Stenoselänge vor einer geplanten Stentimplantation.

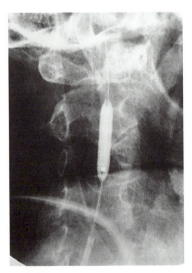

Abb. 46 Inflatierter Ballon mit montiertem Stent im Bereich der ACI.

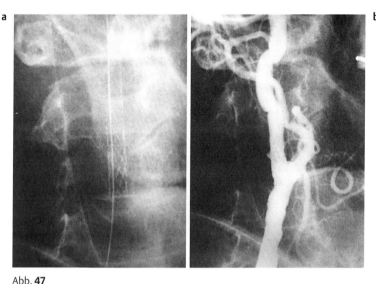

Abb. 47
a Stent in situ.
b Angiographisches Endergebnis nach Stentimplantation.

fernt. Der Patient wird innerhalb der ersten vier Stunden nach Intervention engmaschig neurologisch überwacht, vor Entlassung ist eine Duplexsonographie und eine erneute fachneurologische Untersuchung vorzunehmen. Abb. **49** zeigt das normalisierte Spektrum des gepulsten Dopplers im Stentareal. Nach zwei Wochen wird eine erneute Duplexsonographie durchgeführt und ein neurologischer Status erhoben, außerdem eine Kontrolle des weißen Blutbildes unter Ticlopidinmedikation vorgenommen. Nach vier Wochen wird diese Medikation beendet (die Gabe von Acetylsalicylsäure erfolgt dauerhaft). Weitere Ultraschallkontrollen werden nach drei und sechs Monaten durchgeführt, eine Karotisangiographie wird derzeit nach einem halben Jahr empfohlen. Danach sind jährliche Verlaufskontrollen angezeigt (Abb. **50–51**).

72 Interventionen an Karotisstenosen

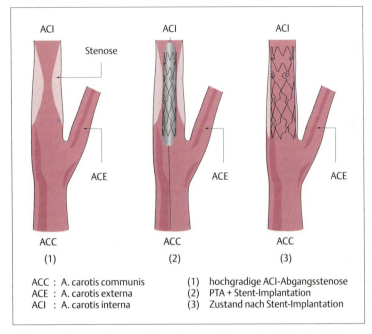

ACC : A. carotis communis
ACE : A. carotis externa
ACI : A. carotis interna

(1) hochgradige ACI-Abgangsstenose
(2) PTA + Stent-Implantation
(3) Zustand nach Stent-Implantation

Abb. 48 Schematische Darstellung einer perkutanen transluminalen Ballonangioplastie und Stentimplantation einer hochgradigen A.-carotis-interna-Stenose.

Methodik **73**

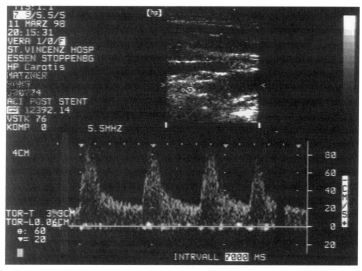

Abb. **49** Pulsdoppler-Ableitung einer normalen Strömung bei Z.n. PTA und Stentimplantation einer hochgradigen ACI-Stenose. Jetzt Normalisierung der systolischen Spitzen-Geschwindigkeit (SSG = 80 cm/s) und enddiastolischen Geschwindigkeit.

74 Interventionen an Karotisstenosen

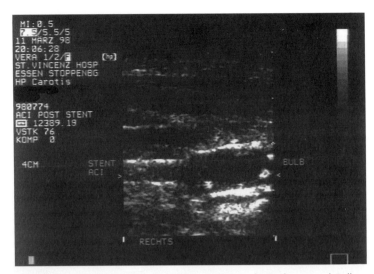

Abb. 50 B-Mode-Darstellung des Bulbus caroticus und ACI-Abgang nach Ballondilatation und Stentimplantation einer hochgradigen Stenose. Links: heller Reflex des Stents, Rechts: erweiterter Bulbus.

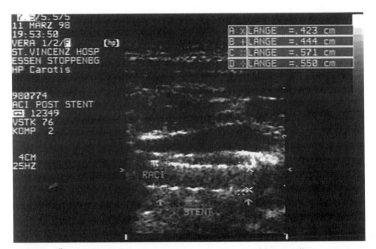

Abb. 51 Überprüfung der Stentlage und -größe. B-Bild-Darstellung mit Ausmessung des Stents bei Z.n. PTA und Stentimplantation einer hochgradigen ACI-Stenose. Ventral: V. jugularis interna.

Literatur

Ackermann, H., H. C. Diener, J. Dichgans: Stenosis and occlusion of the subclavian artery: ultrasonographic and clinical findings. J. Neurol. 234 (1987) 396–400

Arbeitskreis Gefäßdiagnostik der DEGUM: Spektrumanalyse von Dopplersignalen hirnversorgender Arterien. Ultraschall 8 (1987) 112–113

Arning, C.: Farbkodierte Duplexsonographie der hirnversorgenden Arterien, ein Text-Bild-Atlas der methodischen Grundlagen, normalen und pathologischen Befunde. Thieme, Stuttgart (1996)

Bartels, E.: Farbkodierte Duplexsonographie der Vertebralarterien. Vergleich mit der konventionellen Duplexsonographie. Ultraschall in Med. 13 (1992) 59–66

Bartels, E.: Transkranielle farbkodierte Duplexsonographie – Möglichkeiten und Grenzen der Methode im Vergleich zur konventionellen transkraniellen Doppler-Sonographie. Ultraschall in Med. 14 (1993) 272–278

Becker, G., A. Lindner, U. Bogdahn: Imaging of the vertebrobasilar system by transcranial color-coded real-time sonography. J. Ultrasound Med. 12 (1993) 395–401

Becker, G., J. Winkler, U. Bogdahn: Die transkranielle farbkodierte Real-Time-Sonographie des Erwachsenen. Ultraschall in Med. 12 (1991) 74–79

Blakeley, D. D., E. Z. Oddone, V. Hesselblood, D. Simel, D. B. Matchar: Noninvasive carotid artery testing. A meta-analytic review. Ann. intern. Med. 122 (1995) 360–367

Braun, B., R. Günther, W. Schwerk (Hrsg.): Ultraschall-Diagnostik. Lehrbuch und Atlas, 13. Ergänzungslieferung. Ecomed, München (1994)

de Bray, J. M., P. Lhoste, F. Dubas, J. Emile, J. L. Saumet: Ultrasonic features of extracranial carotid dissections: 47 cases studied by angiography. J. Ultrasound Med. 13 (1994) 659–664

Brennecke, R.: Grundlagen der farbkodierten Dopplerbild-Echokardiographie. In: Grube, E. (Hrsg.). Farb-Doppler- und Kontrast-Echokardiographie. Thieme, Stuttgart (1989) 1–6

Capron, L.: Extra- and intracranial atherosclerosis. In: Vinken, P. J., G. W. Bruyn, H. L. Klawans (eds.). Handbook of Clinical Neurology, Vol. 53: Vascular diseases, Part I. Elsevier, Amsterdam (1988) 91–106

Chervu, A., W. S. Moore: Carotid endarterectomy without arteriography. Ann. vasc. Surg. 8 (1994) 296–302

Clinical Advisory: Carotid endarterectomy for patients with asymptomatic internal carotid artery stenosis. Stroke 25 (1994) 2523–2524

Creutzig, A.: Krankheiten der Gefäße. In: Classen, M., V. Diehl, K. Kochsiek (Hrsg.). Innere Medizin. Urban & Schwarzenberg, München (1991) 923–925

Daffertshofer, M., A. Schwartz, M. Hennerici: Bildgebende Verfahren in der Angiologie bei zerebrovaskulären Erkrankungen. Internist 35 (1994) 524–538

Davies, K., P. R. Humphrey: Do carotid bruits predict disease of the internal carotid arteries? Postgrad. med. J. 70 (1994) 433–435

Delcker, A., H. C. Diener, R. D. Müller, R. Haase: Carotid body tumor: Appearance on color-flow Doppler sonography. VASA 20 (1991) 280–282

Delcker, A., H. C. Diener: Die verschiedenen Ultraschallmethoden zur Untersuchung der Arteria vertebralis – eine vergleichende Wertung. Ultraschall in Med. 13 (1992) 213–220

Diener, H. C.: Zerebrale Ischämien. In: Brandt, T., J. Dichgans, H. C. Diener (Hrsg.). Therapie und Verlauf neurologischer Erkrankungen, 2. Aufl. Kohlhammer, Stuttgart (1993) 347–365

Dinkel, M., H. Lange, H. Loerler, E. Rügheimer, H. Schweiger: Neuromonitoring in der Karotischirurgie: Möglichkeiten und Grenzen der transkraniellen Doppler-Sonographie. VASA 23 (1994) 337–344

European Carotid Surgey Trialists Collaborative Group: MRC European Carotid Surgery trial: interim results for symptomatic patients with severe (70–99%) or with mild (0–29%) carotid stenosis. Lancet 337 (1991) 1235–1243

Faught, W. E., M. A. Mattos, P. S. van Bemmelen, K. J. Hodgson, L. D. Barkmeier, D. E. Ramsey, D. S. Summer: Color-flow duplex scanning of carotid arteries. New velocity criteria based on receiver operator characteristic analysis for threshold stenoses used in the symptomatic and asymptomatic carotid trials. J. vasc. Surg. 19 (1994) 818–822

Fehske, W.: Praxis der konventionellen und farbkodierten Dopplerechokardiographie. Verlag Hans Huber, Bern (1988)

Frühwald, F., D. E. Blackwell (eds.): Atlas of color-coded Doppler sonography. Vascular and soft tissue structures of the upper extremity, thoracic outlet and neck. Springer, Wien (1992)

Gänshirt, H. (Hrsg.): Der Hirnkreislauf. Thieme, Stuttgart (1972)

Haerten, R., M. Mück-Weymann: Doppler- und Farbdoppler-Sonographie. Eine Einführung in die Grundlagen, 2. Aufl. Siemens Aktiengesellschaft, Erlangen (1994)

Hamann, H., S. Cyba-Altunbay, H. Schäfer, J. F. Vollmar: Asymptomatic carotid artery stenosis. Surgery versus medical treatment (Casanova-Study). In: Maurer, P. C., H. M. Becker, H. Heidrich, G. Hoffmann, A. Kriessmann, H. Müller-Wiefel (eds.). What is new in Angiology? Zuckschwerdt, München (1986) 305

Hamann, H., J. F. Vollmar: Asymptomatische und symptomatische Karotisstenosen und -verschlüsse: So geht man heute operativ vor. Therapiewoche 41 (1991) 1853–1859

Hennerici, M., D. Neuerburg-Heusler: Gefäßdiagnostik mit Ultraschall. Thieme, Stuttgart (1988) 75

Hetzel, A., B. J. Arnolds, G. M. von Reutern: Doppler sonography of the basal cerebral arteries: critical evaluation of the method after the first ten years. In: Labs, K. H., K. A. Jäger, D. E. Fritzgerald, J. P. Woodcock, D. Neuerburg-Heusler (eds.). Diagnostic vascular ultrasound. Edward Arnold, London (1992) 159–174

Huber, P.: Zerebrale Angiographie für Klinik und Praxis. 3. Aufl. Thieme, Stuttgart (1979)

Jäger, K. A., R. Eichlisberger (Hrsg.): Sono-Kurs. Ein konzentrierter Refresherkurs über die gesamte Ultraschalldiagnostik. Karger, Basel (1995)

Kaps, M.: Extra- und intrakranielle Farbduplexsonographie. Springer, Berlin (1994)

Keller, H. M.: Doppler-Sonographie (kontinuierliche Emission) bei extrakraniellen Arterienkrankheiten. In: Kriessmann, A., A. Bollinger, H. M. Keller (Hrsg.). Praxis der Doppler-Sonographie, 2. Aufl. Thieme, Stuttgart (1990) 161–263

Kriessmann, A., A. Bollinger, H. M. Keller: Praxis der Doppler-Sonographie. Thieme, Stuttgart (1990)

Krünes, U., K. Bürger: Beurteilung der extrakraniellen Hirnarterien mit der Ultraschall-Angiographie. Ultraschall in Med. 16 (1995) 73–78

Krünes, U., K. Bürger: Erste Erfahrungen mit der Ultraschall-Angiographie im Bereich der extrakraniellen und extremitätenversorgenden Arterien. Bildgebung 61 (1994) 197–201

Kubale, R., E. Beraneck: Intestinale Gefäße. In: Jäger, K. A., R. Eichlisberger (Hrsg.): Sono-Kurs. Ein konzentrierter Refresherkurs über die gesamte Ultraschalldiagnostik. Karger, Basel (1995) 108–113

Landwehr, P.: Extrakranielle hirnversorgende Arterien. In: Wolf, K. J., F. Fobbe (Hrsg.). Farbkodierte Duplexsonographie. Thieme, Stuttgart (1993) 45–68

Lang, J.: Zur Anatomie und Topographie der A. vertebralis. In: Gutmann, G. (Hrsg.). Arteria vertebralis. Traumatologie und funktionelle Pathologie. Springer, Heidelberg (1985)

Liermann, D., J. Kirchner: Angiographische Diagnostik und Therapie. Thieme, Stuttgart (1997)

Lindegaard, K. F., S. J. Bakke, P. Grolimund, R. Aaslid, P. Huber, H. Nornes: Assessment of intracranial hemodynamics in carotid artery disease by transcranial Doppler sonographic findings in middle cerebral artery disease. Arch. Neurol. 45 (1988) 289 – 295

Lindner, A., G. Becker, U. Bogdahn, A. Krone, T. Becker, E. Hofmann: Stellenwert der transkraniellen farbkodierten Echtzeitsonographie in der Diagnostik zerebraler Läsionen. Nervenarzt 66 (1995) 252 – 260

Ludwig, M., H. Straub, C. Arning (Hrsg.): Doppler-/Duplex-Sonographie in der Intensivmedizin. Kagerer Kommunikation, Bonn (1995)

Marshall, M.: Praktische Doppler-Sonographie. Springer, Berlin (1984) 11 – 18

Middleton, W. D., W. D. Foley, T. L. Lawson: Color-flow Doppler imaging of carotid artery abnormalities. Amer. J. Roentgenol. 150 (1988) 419 – 425

Middleton, W. D., W. D. Foley, T. L. Lawson: Flow reversal in the normal carotid bifurcation: Color Doppler flow imaging analysis. Radiology 167 (1988) 207 – 210

Moltzahn, S., M. Zeydabadinejad: Dopplerechokardiographie. Thieme, Stuttgart (1994)

Moltzahn, S., M. Zeydabadinejad: Ein- und zweidimensionale Echokardiographie. Thieme, Stuttgart (1992)

Neuerburg-Heusler, D., M. Hennerici: Gefäßdiagnostik mit Ultraschall. Doppler- und farbkodierte Duplexsonographie der großen Körperarterien und -venen. Kompendium und Atlas, 2. Aufl. Thieme, Stuttgart (1995)

Neuerburg-Heusler, D., M. Hennerici: Gefäßdiagnostik mit Ultraschall. Doppler- und farbkodierte Duplexsonographie der großen Körperarterien und -venen. 2., neubearbeitete und erweiterte Auflage. Thieme, Stuttgart (1995)

Neuerburg-Heusler, D.: Dopplersonographische Diagnostik der extrakraniellen Verschlußkrankheit. VASA (Suppl. 12) (1984) 59 – 70

Prendes, J. L., W. M. McKinney, F. S. Buonanno, A. M. Jones: Anatomic variations of the carotid bifurcation affecting Doppler scan interpretation. J. clin. Ultrasound 8 (1980) 147 – 150

Reimer, F.: Die Ultraschall-Doppler-Sonographie der supraaortalen Arterien. Verein zur Bekämpfung der Gefäßkrankheiten e. V., Grebenhain (1981)

Ries, F.: Stellenwert und Perspektive von Echokontrastmitteln in der transkraniellen Doppler-Sonographie. In: Ludwig, M., H. Straub, C. Arning (Hrsg.). Doppler-/Duplex-Sonographie in der Intensivmedizin. Kagerer Kommunikation, Bonn (1995) 77 – 80

Rorick, M. B., F. T. Nichols, R. J. Adams: Transcranial Doppler correlation with angiography in detection of intracranial stenosis. Stroke 25 (1994) 1931 – 1934

Rosenkranz, K., R. Langer, M. Cordes, R. Felix: Transkranielle Doppler-Sonographie bei zerebrovaskulären Erkrankungen. Fortschr. Röntgenstr. 155 (1991) 72 – 79

Rudofsky, G.: Die Doppler Ultraschalluntersuchung in der Praxis. Squibb Medical System GmbH, Solingen (1981)

Ruff, R. F., W. T. Talman, F. Petito: Transient ischemic attacks associated with hypotension in hypertensive patients with carotid artery stenosis. Stroke 12 (1981) 353 – 355

Scheffler, P., J. Gross, T. Makwirth: Diagnostik der Carotisstenose. Dtsch. med. Wschr. 121 (1996) 765 – 768

Schmidt, G.: Checkliste Sonographie. Thieme, Stuttgart (1997)

Schwerdt, K.: Form- und Lagevariationen der extrakraniellen Arteria vertebralis im Angiogramm. Med. Dissertation. Universität Würzburg (1978)

Steiner, E.: Ultraschallbildartefakte. Radiologe 33 (1993) 1 – 10

Steinke, W., M. Hennerici, A. Aulich: Doppler color flow imaging of carotid body tumors. Stroke 20 (1989) 1574 – 1577

Stiegler, H.: Extra- und intrakranielle Hirngefäße. In: Jäger, K. A., R. Eichlisberger (Hrsg.). Sono-Kurs. Ein konzentrierter Refresherkurs über die gesamte Ultraschalldiagnostik. Karger, Basel (1995) 99 – 107

Strauss, A. L., G. Weber, T. Karasch, F. J. Roth, H. Rieger: Quantifizierung hämodynamisch wirksamer Arterienstenosen mit der Farbduplex-Sonographie. In: Ludwig, M., H. Straub, C. Arning (Hrsg.). Doppler-/Duplex-Sonographie in der Intensivmedizin. Kagerer Kommunikation, Bonn (1995) 18 – 24

Tekkok, I. H., C. Akkurt, T. Suzer, O. E. Ozcan: Congenital external carotid-jugular fistula: report of two cases and a review of the literature. Neurosurgery 30 (1992) 272 – 276

The European Carotid Surgery Trialists Collaborative Group: Risk of stroke in the distribution of an asymptomatic carotid artery. Lancet 345 (1995) 209 – 212

Trattnig, S., B. Schwaighofer, P. Hübsch, M. Schwarz, F. Kainberger: Color-coded Doppler sonography of vertebral arteries. J. Ultrasound Med. 10 (1991) 221 – 226

Trattnig, S., D. Pötzleitner, P. Hübsch, K. Daha, Ch. Matula, H. Magometschnigg: Nicht-invasive Verlaufskontrolle mittels farbkodierter Doppler-Sonographie nach operativen Eingriffen an den extrakraniellen hirnversorgenden Arterien. Fortschr. Röntgenstr. 156 (1992) 224–227

Trattnig, S., P. Hübsch, P. Barton, F. Karnel, Th. Sautner, B. Schweighofer, G. Kretschmer: Durchgängigkeit der Carotis externa und interna bei Patienten mit Carotis-communis-Okklusion: Nachweis in der farbkodierten Doppler-Sonographie. Fortschr. Röntgenstr. 154 (1991 a) 44–48

Trattnig, S., P. Hübsch, P. Barton, F. Karnel, Th. Sautner, B. Schwaighofer, G. Kretschmer: Durchgängigkeit der Carotis externa und interna bei Patienten mit Carotis-communis-Okklusion: Nachweis in der farbkodierten Doppler-Sonographie. Fortschr. Röntgenstr. 154 (1991) 44–48

Tschammler, A., P. Landwehr, M. Höhmann, R. Moll, G. Wittenberg, K. Lackner: Farbkodierte Duplexsonographie der extrakraniellen hirnversorgenden Arterien: diagnostische Aussagekraft und Fehlerquellen im Vergleich zur i.a.DSA. Fortschr. Röntgenstr. 155 (1991) 452–459

Ule, G., F. W. Kolkmann: Pathologische Anatomie des Hirngefäßsystems. In: Gänshirt, H. (Hrsg.). Der Hirnkreislauf. Thieme, Stuttgart (1972) 47–160

Widder, B., B. Arnolds, S. Drews, M. Fischer, W. Heiß, M. Marshall, D. Neuerburg-Heusler, P. Nissen, F. Reimer, G. M. von Reutern, H. Straub, R. Winter: Terminologie der Ultraschall-Gefäßdiagnostik. Ultraschall in Med. 11 (1990) 214–218

Widder, B., G. M. von Reutern, D. Neuerburg-Heusler: Morphologische und dopplersonographische Kriterien zur Bestimmung von Stenosierungsgraden an der A. carotis interna. Ultraschall 7 (1986) 70–75

Widder, B., K. Paulat, J. Hackspacher, E. Mayr: Transcranial Doppler CO_2 test for the detection of hemodynamically critical carotid artery stenoses and occlusions. Europ. Arch. Psychiat. Neurol. Sci. 236 (1986) 162–168

Widder, B.: Bedeutung technischer Kenngrößen der farbkodierten Duplexsonographie für Gefäßuntersuchungen. Ultraschall in Med. 14 (1993) 231–239

Widder, B.: Doppler- und Duplex-Sonographie der hirnversorgenden Arterien, 4. Aufl. Springer, Berlin (1995)

Widder, B.: Doppler- und Duplexsonographie der hirnversorgenden Arterien. Springer, Berlin (1995)

Widder, B.: Transkranielle Doppler- und Duplexsonographie – wo ist die Methode hilfreich? Ultraschall in Med. 15 (1994) 174–177

Widder, M., M. von Reutern, D. Neuerburg-Heusler: Morphologische und dopplersonographische Kriterien zur Bestimmung von Stenosierungsgraden der Arteria carotis interna. Ultraschall 7 (1986) 75

Wild, K.: Sonographie der peripheren Gefäße. B. Arterielles System. In: Braun, B., R. Günther, W. Schwerk (Hrsg.). Ultraschall-Diagnostik. Lehrbuch und Atlas, 13. Ergänzungslieferung. Ecomed, München (1994)

Winter, R., S. Biedert, R. Reuther: Das Doppler-Sonogramm bei Basilaristhrombosen. Europ. Arch. Psychiat. Neurol. Sci. 234 (1984) 64–68

Wolf, K. J., F. Fobbe (Hrsg.): Farbkodierte Duplexsonographie. Grundlagen und klinische Anwendung. Thieme, Stuttgart (1993)

Zeydabadinejad, M., S. Moltzahn, H.-G. Krengel: Schilddrüsensonographie. Thieme, Stuttgart (1997)

Befunddokumentation: „Karotis-Paß"

Wir empfehlen zusätzlich zur konventionellen schriftlichen und Bilddokumentation (Schwarz-weiß-Videoprinter, Farbvideoprinter, Videorekorder oder digitaler Bildspeicher) die Ausstellung eines *„Karotis-Passes"* für den Patienten.

Dieser Patientenpaß kann sowohl vom behandelnden niedergelassenen Arzt oder der behandelnden Klinik *bei Nachweis von arteriosklerotischen Veränderungen im Bereich der Karotiden* ausgestellt werden.

Er beinhaltet alle wichtigen Daten über das kardiovaskuläre Risikoprofil, Begleiterkrankungen, Allergien, aktuelle Medikation und festgestellte arteriosklerotische Veränderungen (Intima-Media-Verdickung, Plaquebildung, Stenose, Verschlüsse etc.) im Bereich der extrakraniellen hirnverorgenden Arterien. Ebenfalls werden die stattgehabten klinische Ereignisse (z.B. TIA, Apoplex etc.) und die durchgeführten Interventionen (z.B. Ballondilatation, Stent-Implantation bzw. OP) dokumentiert.

Der *„Karotis-Paß"* führt zur Sicherung der Verlaufskontrolle sowie zur Kostenreduzierung bei Vermeidung von Doppeluntersuchungen (invasiv und nicht-invasiv) und Fehlinterpretation der klinischen Symptomatik bei z.B. alten Verschlüssen und Stenosen. In Notfall-Situationen können die notwendigen Zusatzinformationen schnell bei den entsprechenden Praxen bzw. Kliniken eingeholt werden. Er ist daher auch aus medizinisch-wirtschaftlichen Gesichtspunkten angezeigt.

Karotis-Pass
zur Verlaufskontrolle bei Nachweis von arteriosklerotischen Veränderungen

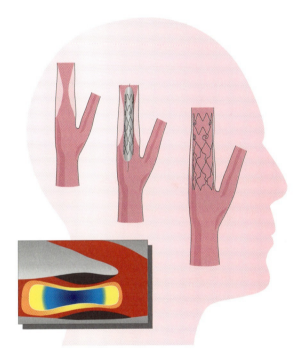

© 1998 M. Zeydabadinejad / S. Moltzahn

Kardiovaskuläres Risikoprofil

Datum:						
○ **Hyperlipo-proteinämie** *Cholesterin:*						
LDL:						
HDL:						
TG:						
○ **arterielle Hypertonie** *RR-Werte / mm Hg*						

○ Diabetes mellitus   ○ IDDM   ○ NIDDN

○ Nikotinabusus   ○ Familiäre Belastung

○ Sonstiges: _____

Begleiterkrankungen: _____

_____

_____

⚠ **Allergie:** _____

Befunddokumentation: „Karotis-Paß" **85**

Persönliche Daten

Name: _____

Vorname: _____

geb. am: _____ in: _____

PLZ / Wohnort: _____

Straße: _____

Telefon: _____

Hausarzt: _____

Im Notfall zu benachrichtigen: _____

Behandelnde Klinik

Aktuelle Medikation

Dosierung / Datum						

CSE-Hemmer:
....

Ca-Antagonisten:
....

Nitrate:
....

Beta-Blocker:
....

ASS:
....

ACE-Hemmer:
....

Sonstiges: _____

Befunddokumentation: „Karotis-Paß"

Ergebnisse der farbkodierten Duplexsonographie am ....:

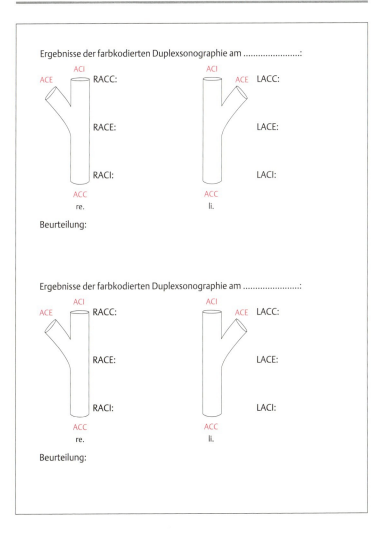

RACC:

RACE:

RACI:

re.

Beurteilung:

LACC:

LACE:

LACI:

li.

Ergebnisse der farbkodierten Duplexsonographie am ....:

RACC:

RACE:

RACI:

re.

Beurteilung:

LACC:

LACE:

LACI:

li.

Befunddokumentation: „Karotis-Paß"

Ergebnisse der farbkodierten Duplexsonographie am ....:

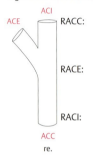 RACC:

RACE:

RACI:

re.

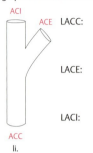 LACC:

LACE:

LACI:

li.

Beurteilung:

Ergebnisse der farbkodierten Duplexsonographie am ....:

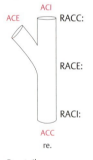 RACC:

RACE:

RACI:

re.

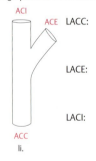 LACC:

LACE:

LACI:

li.

Beurteilung:

Sachverzeichnis

A

Abgangsstenose 22, 55, 59
Acetylsalicylsäure 68, 71
Aliasing-Phänomen 20 f, 55
- Farbdoppler 27
- Vermeidung 21 f, 36
A-Mode 8
Anastomose, intrakranielle 5, 7
Aneurysma 64
- spurium 64
Angiographie 68 f
- Methodenvergleich 65
Angioplastie, transluminale, perkutane 66 ff
- – – Indikation 67
- – – Methodik 68 ff
- – – Vordilatation 68
Aorta, Kinking 67
- Plaquebildung 50
Artefakt 31 f
Arteria basilaris 5
- carotis, Anatomie 2, 4 ff
- – communis 3, 40
- – – Dopplerflußspektrum 43
- – – Kollateralisation 59
- – – Plaquebildung, echoreiche 47
- – – Puls-Doppler-Ableitung 40
- – – Verlauf 5
- – Darstellung 37 ff
- – externa, Abgangsstenose 55
- – – Darstellung 3
- – – Flußrichtungsänderung 61
- – – Flußspektrum 37, 59
- – – Gefäßdurchmesser 44
- – – Lagevariation 7
- – – PW-Doppler-Ableitung 41
- – – Seitenast 37
- – – Start-Stop-Phänomen 44
- – – Verlauf 37
- – – Versorgungsgebiet 5
- – Gefäßweite 2
- – interna 1, 37
- – – Abgangsstenose 22, 55, 59
- – – Alias-Phänomen 55, 58
- – – Astabgabe 5
- – – Darstellung 3
- – – Fluß, turbulenter 3
- – – Flußmuster 44
- – – Flußspektrum 37
- – – Lagevariation 7
- – – Plaquebildung, echoreiche 51
- – – Stentimplantation 72 ff
- – – Unterscheidungskriterien 37, 44
- – – Verlauf 5 f, 37
- – Kollateralisation 49
- – Normalbefund 43 f, 50
- – Plaquebildung 44 ff
- – Schallkopfposition 2 f
- – Veränderung, arteriosklerotische 50, 53 ff
- cerebri anterior 5
- facialis 4
- lingualis 4
- ophthalmica 7
- subclavia 4
- supraorbitalis 5

– supratrochlearis 5
– thyreoidea superior 4
– vertebralis, Anatomie 2, 4
– – Darstellung 41 ff
– – Flußmuster 44
– – Hyperplasie, kompensatorische 62
– – Hypoplasie 41, 62
– – Plaquebildung 46
– – PW-Dopplerspektrum 42 f
– – Schallkopfposition 2 f
– – Schlingenbildung 41
– – Strompulskurve 63
– – Verlauf 5 f
Arteria-carotis-communis-Verschluß 61
Arteria-carotis-externa-Stenose 55, 58
– Strömungsgeräusch 33
Arteria-carotis-interna-Stenose 3, 57
– Angiographie 65
– Augenwinkelfluß 61
– Ausmessung 70
– hochgradige 22, 55, 59, 69 f
– – PW-Doppler-Ableitung 56, 58
– Quantifizierung 53
– Strömungsgeräusch 33
Arteria-carotis-interna-Verschluß 60
Arteria-carotis-Stenose, Alias-Effekt 28
– Farbduplexsonographie 51
– Intervention 66 ff
– PW-Doppler-Ableitung 51
Arteria-vertebralis-Fluß bei Subclavian-Steal-Phänomen 59 f
Arteria-vertebralis-Stenose 62
– Angiographie 65
– proximale 62
Arteria-vertebralis-Verschluß 62

Arterie, hirnversorgende, Normvariante 6
Arteriosklerose 62
Arteriosklerose-Screening 2, 50
Atherosklerotischer Indikator 1
Atlasschlinge 4
Augenwinkelfluß 61
Auskultation 33
AV-Fistel 64

B

B-Bild, Einstellung, optimale 35
– Gefäßverschluß, kompletter 59
– Indikation 34
Befunddokumentation 82
Bernoulli-Gleichung 23 f
Blutfluß, Beurteilung 34
– – qualitative 25
– Geräuschcharakter 13, 15
– kontinuierlicher 44
– laminarer 12, 14
– paraboler 12, 14
– turbulenter 12, 14
– – Farbkodierung 25
Blutflußgeschwindigkeit 10, 23
– erhöhte 27
– Messung, korrekte 12
– Unterschätzung 10
B-Mode 8

C

Circulus arteriosus Willisii 5, 7
$\cos \alpha$ 10 f, 21
CW-Doppler 17 ff

D

Dopplereffekt 8
Dopplerfrequenz 9, 13
Dopplergleichung 10

Dopplershift 8 f
- Spektralanalyse 13
Dopplersignal 13, 16
Dopplersonographie 8 ff
- gepulste 17 f
- kontinuierliche 18
Dopplersystem 17 ff
Druckgradient, Berechnung 23
Duplexsonographie, farbkodierte 18, 25 ff
- - Aliasing-Phänomen 27
- - Anlotungszone 11
- - Farbumschlag 27 f
- - Indikation 34, 64
- - Methodenvergleich 65
- - technische Voraussetzung 35
- - Untersuchungsablauf 37 ff

E

Einfallswinkel 10 f, 21, 36
Ektasie 62, 64

F

Farbdoppler 17
Farbdopplerverstärkung 36
Farbfenster 36
Farbfläche, mosaikartige 25, 27
Farb-Gain 36
Farbmischung, rot-grüne 25
Farbumkehr 44
FKDS s. Duplexsonographie, farbkodierte
Flächendoppler 17, 25
Flußbeschleunigung 48, 57, 69
- poststenotische 53
Flußkurve 16
Flußspektrum 34
- Einfluß des peripheren Gefäßwiderstandes 28 f
Flußumkehr, randständige 44

Flußvolumen, Reduktion 45
Fourier-Transformation 13

G

Gain 35
Gefäßabgang 34
Gefäßdilatation 45
Gefäßdissektion 64
Gefäßdurchmesser 34
Gefäßelongation 62
Gefäßlumen 34
Gefäßverlauf 34
Gefäßverschluß 34
- kompletter 59
Gefäßwand 65
Gefäßwiderstand, peripherer 28 ff
- - hoher 28
- - niedriger 29
- Quantifizierung 29 f
Gehirn, Blutversorgung 4 ff
Geräteeinstellung 35 f
Geschwindigkeit, enddiastolische 53
- - Normalisierung 73
Glomus-caroticus-Tumor 64

H

High Pulse Rate Frequency (HPRF) 17, 19
Hirninfarkt, ischämischer 1
- Ursache 1
Hirnkreislauf 4 ff
Hochwiderstandsgefäß 30, 37
- Flußmuster 44

I

IMD (Intima-Media-Dicke) 1 f, 50
Intima-Media-Dicke 1, 50
- Normalwert 2

J

Jet 13 f

K

Kalk 31
Karotisbifurkation 37 f, 41
- Normalbefund 50
Karotisbulbus 1
- Befund 43 f
- erweiterter 74
- Flußseparation 60
- Plaquebildung 51, 63
Karotischirurgie 67
Karotisgabel 5
Karotis-Paß 82 ff
Karotispuls 33
Karotissiphon 5
Karotisstromgebiet 4
- Schallkopfführung 38 f
Kollateralisation 45, 49, 59
Konfetti-Effekt 51
Kontinuitätsgleichung 23 f, 53
Kopfpuls, Seitendifferenz 33
Koronare Herzkrankheit 2
Kreislaufsituation, hyperdynamische 33
Kristall, piezoelektrischer 19

L

Liniendoppler 17
Lumenreduktion 53 ff

M

Meßtor 17, 19, 21
Metastase 64
Multi-Gate-PW-Doppler 17

N

Niedrigwiderstandsgefäß 30, 37
- Flußmuster 44
Nullinienverschiebung 21 f, 36
Nyquist-Grenze 20 ff

P

Parajet 14
- langsamer 13
- schneller 13
Patientenlagerung 35
Perfusion, zerebrale, Autoregulationsmechanismus 45
PI (Pulsatilitäts-Index) 29 f
Plaquebildung, atheromatöse 2 f, 52
- echoarme 28
- echoreiche 47
- - kalzifizierte 31, 52
- - stenosierende 50 ff
- fibröse, flache 52
- Prädilektionsort 44 ff
- weiche 48, 57
Plaquemorphologie 34
- Dokumentation 37
Pulsatilitäts-Index 29 f
Pulse Repetition Frequency (PRF) 20, 27, 36
Pulsstatus 33
Pulswiederholungsfrequenz 20, 27
- Einstellung 36
Punktdoppler 17
PW-Doppler 17 ff
- Indikation 34
- Meßbereich 20

R

Ramus communicans posterior 5
Randstrudel, physiologischer 44
- poststenotischer 53
- umgekehrter 13
Rauschen 32
Resistance-Index 29 f
Reverberation 31
RI (Resistance-Index) 29 f

S

Sample Volume 17, 19, 21
Schallfrequenz, Abfall 8
- Anstieg 8
Schallgeschwindigkeit 10
Schallkopf 35
- Führung 38 f
- Position 10 f, 39
Schallrichtung 10 f
Schallschatten, positiver 31
Schallschattenartefakt 31
Schlaganfall 66
Schnittbilddarstellung 65
Schnittebene, longitudinale, anteriore 38, 40
- - anterolaterale 38
- - posterolaterale 38
- transversale 38 f
Spiegelartefakt 31
Spitzenfrequenz, systolische 53
Spitzengeschwindigkeit, systolische 53, 73
Start-Stop-Phänomen 37, 44
Stenose, Beurteilung 34, 59
- exulzerierte 69
- filiforme 33
- klinisch relevante 45
- Kompensationsmechanismus 45
- Quantifizierung 53
- Strömungsgeräusch 33
- verkalkte 31
- weiche, echoarme 32
Stenosefläche, wirksame 13
Stenosegrad 50 ff
- distaler 54
- lokaler 54
Stenoseöffnungsfläche 23 f
- Messung, planimetrische 53 ff
Stenosestrahl 13
Stent, B-Mode-Darstellung 74
Stentexpansion 68
Stentimplantation 66 ff
- Endergebnis, angiographisches 71
- Komplikationsrate 67
- Restenoserate 67
Strömungsgeräusch 33
- holosystolisches 33
- rauhes, lautes 33
Strömungslehre 12 f
Strömungsprofil 12 f
Strömungspulskurve 28
Subclavian-Steal-Phänomen 59 f

T

Thrombenbildung, progrediente 45, 52
Thrombendarteriektomie 66
Thromboemblie 65
- Prophylaxe 68
Thrombus 1, 52
- Beurteilung 34
- Differentialdiagnose 32
- Nachweis 64
Ticlopidin 68, 71
Todesursachenstatistik 1
Ton, gießender 13, 15
- pfeifender 13, 15
Truncus brachiocephalicus, Plaquebildung 46

U

Ultraschallstrahl, Eindringtiefe 20
Untersuchungsgang, diagnostischer 33

V

Varianz 25 f
Vena contracta 13 f
– jugularis interna 39, 74
– vertebralis 43
Vertebrobasillares Gefäßsystem 4

W

Wiederholungsecho 31
Winkel α 10 f, 36
– Erhöhung 21
Winkelkorrektur 36

Z

Zentralstrom 12
Zone, milchig-neblig 32